RECOM

B. Dobbs, D. Paratte, R. Poletti

Reflexzonentherapie

für Profis
im Gesundheitswesen

RECOM Verlag Basel

Umschlaggestaltung: Isabelle Nobs, Basel
Übersetzung: Hermann Ganseforth, Zemmer

Titel der französischen Originalausgabe:
REFLEXOLOGIE POUR LES PROFESSIONNELS DE LA SANTÉ, Formation Transformation, Genève 1984

RECOM = Trade Mark

CIP-Titelaufnahme der Deutschen Bibliothek

Dobbs, Barbara:
Reflexzonentherapie für Profis im Gesundheitswesen / B. Dobbs; D. Paratte; R. Poletti. –
Basel: RECOM-Verl., 1989
ISBN 3-315-00058-1
NE: Paratte, Denise:; Poletti, Rosette:

Printed by Rombach, Druck- und Verlagshaus, 7800 Freiburg i. Br.
ISBN 3-315-00058-1

Dies Buch wäre nicht zustandegekommen ohne die fachkundige und geduldige Mitarbeit von Nicole Hauri, Jacques Petitpierre, Edwige Pittet und Françoise Schmidt. Ihnen gilt unser ganz besonderer Dank.

ES GIBT
KEINEN SCHLIMMEREN IRRTUM
ALS ZU GLAUBEN,
MAN HABE DEN EINZIGEN UND
ALLEINIGEN WEG ZUR WAHRHEIT
GEFUNDEN.

Inhaltsverzeichnis

Einführung

Die Kostenexplosion im Gesundheitswesen, der Medikamentenmissbrauch, die Entmenschlichung der Hospitäler, das Fehlen einer ganzheitlichen Sicht des Menschen und eines solchen Zugangs zu ihm: diese Übel werden immer wieder von den Medien aufgegriffen.

Es stimmt, dass diese Probleme eine bisher nicht gekannte Ausweitung erfahren haben. Allzuoft geben wir im Bereich der Gesundheit Geld aus für teure Heilmittel gegen kleine Wehwechen, fühlen uns hilflos gegenüber einem Menschen, der mit einer Krankheit oder mit chronischen Schmerzen leben muss.

Als Versuch einer Antwort auf diese Zustände möchten wir andere Berufsleute im Gesundheitswesen mit einem alternativen Weg zur Bewältigung der gesundheitlichen Probleme unserer Zeit vertraut machen: Es handelt sich um die Reflexzonentherapie.

Die Reflexzonentherapie ist eine Wissenschaft und zugleich eine Massagetechnik. Sie ist ein Mittel, jemandem zu helfen, sich zu entspannen, soweit als möglich die eigenen Heilungskräfte zu aktivieren und seine Energie in grösserer Harmonie den Organismus durchströmen zu lassen. Sie stellt eine ideale Möglichkeit dar, mit einem leidenden Menschen in Kontakt zu treten und ihm zu vermitteln, dass man ihm Erleichterung verschaffen möchte.

Die drei Autorinnen des Buches sind im Gesundheitswesen tätig. Die Erfahrung vieler Jahre hat sie gelehrt, wie die Reflexzonenbehandlung ihr Arbeiten zu bereichern vermochte.

Dieses Buch ist deshalb zunächst ihren Kolleginnen und Kollegen zugedacht. Was nicht heissen soll, dass nicht jedermann, der zum Wohlbefinden seines Nächsten beitragen möchte, segensreichen Gebrauch von der Reflexzonenmassage machen könnte.

Allerdings haben die Autorinnen festgestellt, dass eine gute Grundausbildung in einer Domäne des Gesundheitswesens für das Verständnis und die Ausübung der Reflexzonenmassage von gewissem Vorteil ist. Sie ist es vor allem auch für das Verständnis dessen, was sich auf der Ebene einer möglichen Krankheit bei dem Menschen abspielt, der die Reflexzonenbehandlung erhält.

Es ist unser Wunsch, dass mit Hilfe eines so wertvollen Mittels wie der Reflexzonentherapie vielen Menschen Erleichterung zuteil wird und sich ihr Gesundheitszustand verbessert.

1. Kapitel

Der Platz der Reflexzonentherapie in der holistischen Gesundheitsbewegung

Die vergangenen zwanzig Jahre waren reich an Ereignissen verschiedener Art. Eine der erfreulichsten Entwicklungen ist jedoch wahrscheinlich die Rückkehr zu einer umfassenden, holistischen Sicht der Gesundheit und der Erziehung des Menschen.

In ihrem Buch „Die sanfte Verschwörung" beschreibt Marilyn Ferguson (15) die grossen Linien dieser stillen Revolution. Was die Gesundheit betrifft, so bestehen die charakteristischen Besonderheiten dieser neuen Sicht zunächst in einer Rehabilitation uralter humanistischer Intuitionen, die in die glänzenden technischen Fortschritte Eingang gefunden haben. Die Wechselwirkung von Geist, Körper und Umgebung wird dabei berücksichtigt. Der holistische Zugang umfasst demnach eine ganze Spannbreite von Interventionen; einige davon sind herkömmlicher Art, andere nicht.

Die grossen Wegbereiter dieses neuen Zugangs: Selyes, Dubos, Le Shan, Pelletier und Hunderte anderer erkannten, dass ungeachtet der Kostenexplosion im Gesundheitswesen, trotz der unglaublichen technischen und wissenschaftlichen Fortschritte der letzten Jahrzehnte die Morbidität der Bevölkerung nicht geringer geworden ist und dass die Lebenserwartung stagniert. Sie haben die Bedeutung eines umfassenden Zugangs zum Menschen in seiner völligen Abhängigkeit von seiner Umgebung ins Licht gerückt. Der Mensch ist in der Tat ein dynamisches und komplexes Ganzes mit biologischen, psychologischen, psychosozialen und spirituellen Aspekten. Er lebt in einer Umwelt, auf die er einwirkt und die auf ihn einwirkt.

Der Mensch sucht ein dynamisches Gleichgewicht zwischen Körper und Geist, zwischen den verschiedenen Komponenten seiner Persönlichkeit und zwischen sich selber und seiner Umgebung zu erreichen.

Dieses dynamische Gleichgewicht basiert auf der Möglichkeit zu wachsen, sich zu entfalten, sich anzupassen und sich selbst zu verwirklichen. Das erfordert die Fähigkeit, positive Beziehungen zu anderen Menschen herzustellen, Kenntnisse und Fertigkeiten zu erwerben. Dieser dynamische Gleichgewichtszustand ist niemals endgültig. Er muss stets wieder neu hergestellt werden, wenn sich die Umstände für jemanden ändern, seien es nun die im eigenen Innern oder aber jene im Verhältnis zur Umgebung. Diesen dynamischen Gleichgewichtszustand erleben auch nicht alle gleich. Jedes Individuum ist einzigartig und befindet sich in einem einzigartigen Zueinander von Gegebenheiten.

Diese Entwicklung des Gesundheitsbegriffes in Richtung auf etwas Ganzheitliches, Dynamisches wird von einem fundamentalen Wandel der Werte begleitet.

Jahrhundertelang hat man die Krankheit als einen zu bekämpfenden und zu vernichtenden Feind betrachtet. Der Arzt war in erster Linie der grosse Manipulator der Naturkräfte. Der Patient war sein Opfer, jemand, der oft als inkompetent angesehen wurde, mit der Situation konfrontiert zu werden, und der sich damit begnügen musste, passiv den autoritären Befehlen dessen zu gehorchen, der Bescheid wusste.

Die holistische Gesundheitsauffassung sieht die Krankheit hingegen als ein System des Feedback, welches dem Menschen signalisiert, dass in seiner Lebensweise etwas nicht stimmt. Es ist der kranke Mensch, der am besten (manchmal mit Hilfe der Profis im Gesundheitswesen) herausfinden kann, welches die Botschaft der Krankheit ist, die ihn befallen hat.

Die allopathische Medizin tritt dann zum Beispiel auf den Plan holistischer Interventionen, wenn ein gesundheitliches Problem nur durch einen operativen Eingriff oder eine Chemotherapie gelöst werden kann. Wenn es dem Kranken allerdings nicht möglich ist zu verstehen, was mit ihm geschieht und warum es geschieht, also die Botschaft seiner Gesundheitsstörung zu erfassen, so besteht die Gefahr des Rückfalls oder der Entstehung einer neuen Krankheit.

Eine der anderen im Rahmen des holistischen Zugangs zur Gesundheit beabsichtigten grundlegenden Veränderungen hat mit Verantwortung zu tun. Das Individuum ist in der Tat für die Entwicklung und den Erhalt seines Lebens und seiner Gesundheit verantwortlich. Die in manchen Regionen der Erde eingerichteten offenen Behandlungsmöglichkeiten für jedermann waren nicht immer positiv. Sie haben auch dazu beigetragen, das Bild der Abhängigkeit des einzelnen von einem ihm die Gesundheit garantierenden „System" noch stärker hervortreten zu lassen.

Wer Gesundheit in einer holistischen Perspektive anstrebt, ist zu einer Umkehrung dieses Verständnisses aufgefordert.

Es gibt noch weitere Faktoren, welche die aktuelle Entwicklung zur holistischen Gesundheit hin unterstützen.

1. *Die Einsicht in die Gefährlichkeit der Medikamente*

Während der Jahre 1960–1970 begann man die Gefahren von Medikamenten klarer zu erkennen. Der Thalidomid-Vorfall z. B. hat die mit dem Medikamentenkonsum verbundenen Probleme deutlich gemacht. Die nach dem Zweiten Weltkrieg mit Begeisterung aufgenommenen, zur Zerstörung verschiedener Mikroorganismen geeigneten Antibiotika verursachen gegenwärtig zahlreiche Allergie-Probleme. Oder aber sie bleiben in immer häufigeren Fällen unwirksam. Heute existieren zahlreiche und wirksame Medikamente; alle aber sind mit Risiken behaftet. Manchmal sind diese Risiken sogar so gross, dass ihre Anwendung ernsthaft in Frage gestellt werden muss.

2. *Bessere Information der Allgemeinheit*

Rundfunk, Fernsehen und Zeitungen haben bei der Verbreitung des Wissens um Gesundheit und Krankheit eine grosse Rolle gespielt. Millionen von Menschen verfolgen die Fortschritte der Medizin über die Medien. Sie sind nicht länger bereit, blindlings zu akzeptieren, was ihr Arzt ihnen verschreibt. Sie möchten ihre Gesundheit verstehen und die Verantwortung dafür übernehmen.

3. *Überspezialisierung und Technik*

Aufgrund der technischen Entwicklung und der Notwendigkeit, oft zahlreiche Spezialisten in Anspruch nehmen zu müssen, ist es für den Patienten schwierig, wenn nicht gar unmöglich, eine Bezugsperson zu haben. Da sie niemanden finden, mit dem sie von Mensch zu Mensch reden können, suchen die Patienten nach Alternativen. Bei jenen, die den Menschen in seiner Befindlichkeit von Gesundheit und Krankheit holistisch betrachten, finden sie offene Ohren und Verständnis.

4. *Das erneute Interesse für die Kräfte des Geistes*

Die Akzeptierung des holistischen Gesundheitsbegriffes lässt sich auch aus dem erneuten Interesse für den Einfluss des Geistes auf den Körper erklären. Die Entdeckung der Endomorphine, die Anwendung von Entspannungsübungen und Biofeedback sowie die Visualisation im Kampf gegen die verschiedensten Übel gestatten es dem Menschen, aktiv auf sein Leben und seine Gesundheit Einfluss zu nehmen.

Alle diese Tatsachen erklären den schnellen Wandel des Gesundheitsbegriffes in den letzten zehn Jahren.

All das Vorausgegangene sagt uns allerdings noch nicht, wie der Zustand des Gesundseins zu definieren ist. Wir wissen, dass Gesundheit eines der wertvollsten Güter in unserer Gesellschaft ist. Man wünscht sich bei jeder möglichen Gelegenheit „gute Gesundheit". Im Französischen pflegt man „santé" (= Gesundheit) zu sagen, wenn man jemandem zuprostet. Zu Neujahr wünscht man sich gegenseitig ein gesundes, neues Jahr. Oft hört man sagen: „Wenn man nur gesund ist!"

Worum geht es nun bei diesem wünschenswerten Zustand? Die Antwort darauf ist nicht leicht. In der Tat besteht ein direkter Zusammenhang zwischen dem Gesundheitsbegriff und dem subjektiven Verständnis jedes einzelnen. Man könnte sagen, dass Gesundheit das ist, was sie dem betreffenden Menschen bedeutet. Sein Gesundheitszustand hängt mit seinen geistigen und physischen Fähigkeiten zusammen, mit seinem Selbstbild, seiner Beziehung zu anderen, zu seiner Umgebung sowie mit seinen Zielen und Wertvorstellungen.

Danach befragt, definiert die Mehrzahl der Leute Gesundheit in bezug auf ihre aktuellen Erfahrungen:

- Ein 18jähriger Student: „Für mich besteht Gesundheit darin, geistig und körperlich fit zu sein."

- Eine junge Ehefrau und Mutter: „Ein gesunder Mensch wird mit den Aufgaben fertig, die ihm von morgens bis abends gestellt werden, und bleibt dabei körperlich und seelisch stabil."

- Eine 50jährige Frau: „Weiterhin ein ausgefülltes Leben führen können.“

- Ein 65jähriger Rentner: „Gesundheit ist, wenn man keine unangenehmen Beschwerden hat und weiter die Dinge tun kann, die einem Spass machen.“

- Eine alte Dame von 89 Jahren, die in einem Altersheim lebt: „In der Lage sein aufzustehen, mich anzuziehen und mit den anderen im Speisesaal zu essen.“

Die WHO hat folgende Definition formuliert:

„Gesundheit ist ein Zustand vollkommenen Wohlbefindens auf körperlicher, geistiger und sozialer Ebene und nicht nur die Abwesenheit von Krankheit oder Behinderung.“

Lexika geben Definitionen wie:

„Gesundheit ist:

1. der Zustand eines ohne Krankheit oder Anomalie ‚normal‘ funktionierenden Organismus;
2. optimales Funktionieren ohne Krankheit oder Behinderung;
3. Zustand des Organismus oder eines seiner Teile mit der Fähigkeit, normal zu funktionieren.“

Hieraus lässt sich also ersehen, dass die meisten Definitionen der Gesundheit in Beziehung stehen zur *Abwesenheit von Krankheit* und zum *Normalsein.*

Was Gesundheit in holistischer Sicht sein kann – in sechs Punkten zusammengefasst (nach M. Newman [24]):

1) *Zunächst schliesst Gesundheit Zustände ein, die lange Zeit in pathologischen Termini beschrieben wurden.*

„Gesundheit", sagt René Dubos, „besteht darin, das tun zu können, was man will."

Die Gesundheit kann nicht vom Gesamtleben des Menschen losgelöst werden. (13)

Ein Diabetiker, der zu seiner Krankheit steht und gelernt hat, mit ihren Symptomen und ihrer Behandlung umzugehen, der auf die möglichen physiologischen Probleme infolge seines Leidens eingestellt ist: Ein solcher Mensch ist ein „gesunder" Mensch.

Ein Paraplegiker, der gelernt hat, sein Leben voll zu leben und sich an seine Umgebung anzupassen: Trotz all seiner Grenzen kann ein solcher Mensch als gesund bezeichnet werden.

2) *Die meisten pathologischen Zustände können als Manifestation der Art des „Auf-der-Welt-Seins" eines Menschen betrachtet werden.*

Diese Weise des Auf-der-Welt-Seins kann als Hinweis darauf verstanden werden, was sich im Leben des Menschen ereignet und was dieser vielleicht nicht anders als über die Krankheit mitteilen kann.

Es gibt viele Beispiele der Kommunikation via Krankheit: Das überbehütete Kind möchte sein Unbehagen ausdrücken und kann dies nur über einen Asthmaanfall; der ausländische Arbeitnehmer vermag fern von allen, die ihm nahestehen, nicht richtig zu leben und drückt diesen Schmerz in gastroduodenalen Geschwüren aus; der Vorarbeiter in Dauerstress und -anspannung versucht vergeblich, es Vorgesetzten und Untergebenen recht zu machen, und „bekommt" einen Infarkt; das zu niemandem gehörende und deshalb abgelehnte Kind drückt seine Verlassenheit durch ein Ekzem heraus; die junge Mutter ertrinkt in Arbeit und „dämmert" im Alkohol dahin. Dies sind Beispiele von Kommunikation über die Krankheit.

3) *Die Weise des „Auf-der-Welt-Seins" (im existentiellen Sinne!) eines Menschen, die schliesslich die Form einer Krankheit annimmt, bestand bereits vor der funktionellen oder strukturellen Veränderung, die Krankheit genannt wird.*

Forscher wie Simonton, Bahnson und Bahnson sowie Le Shan haben eindeutig bewiesen, dass jene Verhaltensweise, welche die Entwicklung eines kardiovaskulären Problems oder selbst bestimmter Krebsformen ermöglicht, dem Auftreten der Krankheit vorausgeht.

In der Tat können sich Kreislaufbeschwerden oder in manchen Fällen sogar Krebserkrankungen nach Jahren intensiven und vermutlich schlecht kontrollierten Stresses einstellen. Eine solche Krankheit bricht nicht wie ein unabwendbares Verhängnis aus heiterem Himmel über den Menschen herein. Sie ist vielmehr das Schlussresultat einer sich über Monate oder Jahre hinziehenden schädlichen Verhaltensweise.

4) *Das Verschwinden der Krankheit bedeutet nicht notwendigerweise eine Veränderung in der Weise des „Auf-der-Welt-Seins" des betreffenden Menschen.*

Oft wird das falsche Verhalten nach der körperlichen Heilung fortgesetzt. Die Person, die sich von einem Infarkt erholt, nimmt keine ruhigere und entspanntere Lebensweise auf. Ganz im Gegenteil: Oft führt wahrscheinlich das, was die Krankheit verursacht hat, zu einem Rückfall. Es sei denn, dass dem Patienten während der Pflege gezeigt wird, wie er die schädlichen Aspekte seiner Art des „Auf-der-Welt-Seins" erkennen und verändern kann.

So gesehen ist die Krankheit nicht nur etwas, das man um jeden Preis loswerden muss. Sie hat vielmehr manchmal den Wert eines Signals oder einer Botschaft, die gehört und verstanden werden wollen.

5) *Manchmal ist „Kranksein" für den betreffenden Menschen die einzige Möglichkeit des „Auf-der-Welt-Seins".*

Der Mensch ist nicht mehr in der Lage, dem Rhythmus des biologischen und sozialen Lebens zu folgen. Er schert also aus, um sich in Sicherheit zu bringen und um zu verschnaufen; denn gerade dort, wo er sich befindet, und gerade jetzt ist das Leben zu hart für ihn.

In dieser Situation wird die Krankheit für diesen Menschen zu dem, was der Gesundheit am nächsten kommt. Eine der wirksamsten und wichtigsten Behandlungsschritte besteht darin, zu verstehen, was seine Krankheit für diesen bestimmten Menschen bedeutet.

Ein Arzt erzählte von dem Gespräch mit einer alleinstehenden älteren Kranken, die wegen verschiedenster und atypischer, sich bislang jeder Diagnose entziehender Schmerzen hospitalisiert gewesen war. Als der Arzt sie nun einmal fragte, wie sie die vielfältigen und manchmal schmerzhaften Untersuchungen, denen sie sich unterziehen musste, ertrüge, antwortete die Kranke: „Oh, das geht ganz gut, Herr Doktor. Machen Sie sich meinetwegen keine Sorgen. Man beschäftigt sich den ganzen Tag mit mir!"

Es leuchtet ein, dass es für diese Frau auf jeden Fall ebenso wichtig ist zu lernen, wie sie in ihrer Umgebung Kontakte knüpfen kann und dass man ihr daheim die Unterstützung durch Haushaltshilfen oder den Besuch einer Gemeindeschwester anbietet, als die „Beschwerden", deretwegen sie ins Spital gekommen ist, zu behandeln.

6) *Schliesslich lässt sich sagen, dass Gesundheit ein Weg ist zu grösserer Klarheit und Harmonie mit sich selbst, mit den andern, mit der Umwelt, in der man lebt, und mit dem philosophischen oder religiösen Bezugsrahmen, den man gewählt hat.*

Je mehr der Mensch sich dessen bewusst wird, was gut oder schlecht für ihn ist, um so mehr gestattet er sich die Verwirklichung seiner fundamentalen Bedürfnisse, um so mehr ortet er sich in bezug auf jene, die ihn umgeben, und um so mehr erkennt er einen Sinn, eine Bedeutung in seinem Dasein; um so gesünder ist er.

Diese auf den ersten Blick vielleicht schwer verständliche Erkenntnis ist in der Tat von grösster Bedeutung. Viktor Frankl, der berühmte österreichische Psychiater, hat die Bedeutung der Hoffnung und der Sinngebung im Leben des Menschen beschrieben. In einem seiner Werke sagt er, dass der Mensch jede Situation ertragen könne, wenn es für ihn ein „Warum" gebe. (17)

Diese umfassende Sicht der Gesundheit verändert die gewohnte Optik. Der Begriff des „Rechts auf Gesundheit" wird hinfällig oder verschwindet von selber. *Es gibt kein Recht auf Gesundheit.* Gesundheit ist keine Ware, die man kaufen kann. Sie ist vielmehr eine Verantwortung aller und jedes einzelnen.

Was das Individuum betrifft:

Diese Verantwortung kann nur wahrgenommen werden, wenn jedermann eine klare, umfassende und verständliche Information zur Verfügung steht. Sie erfordert das Verständnis der Grundregeln des Lebens, die über Gesundheit und Krankheit bestimmen, und die Möglichkeit, gewisse unangemessene Verhaltensweisen ändern zu können.

Was das Kollektiv angeht:

Diese Sicht der Gesundheit verlangt gesellschaftliche Entscheidungen. Die hochtechnisierte Spitzenmedizin muss der Gesundheitserziehung Platz einräumen.

Dem kranken Menschen muss es nicht nur „besser gehen"; er muss nicht nur „gesund werden": Er muss informiert sein und sich dessen bewusst werden können, was dazu beigetragen hat, dass er krank wurde. Er muss erkennen, was ihm widerfahren ist, weshalb es geschehen ist und welche Möglichkeiten ihm gegeben sind bzw. welche Verhaltensweisen geändert werden müssen, damit die Krankheit nicht wieder auftritt.

Daraus folgt die Notwendigkeit eines Informationsaustausches. Die Berufstätigen im Gesundheitswesen sind aufgefordert, mit dem Kranken zu sprechen, ihm auf der Basis detaillierter Erklärungen seiner Möglichkeiten Vorschläge zu unterbreiten. Sie sind ferner dazu aufgerufen, mit den Gesunden zu reden, mit jenen, die an ihrem Gesundheitszustand arbeiten können. An die Ärzte und Pflegepersonen richtet sich der Appell, sich im gesellschaftlichen Leben zu Wort zu melden, auch auf politischer und wirtschaftlicher Ebene, um die Faktoren aufzuzeigen, welche Ursache von Krankheiten und Unglücksfällen sein können:

- erdrückende und inhumane Arbeitsbedingungen
- ungesunde Wohnverhältnisse
- fehlende Entscheidungsfreiheit aus Mangel an Bildung
- die Beschränkung der persönlichen Grundrechte
- der Materialismus.

Vor allem sind sie dazu aufgerufen, Lösungen anzubieten.

John Travis bezeichnet sich gern als Arzt derjenigen Leute, die gesund sind und es bleiben möchten; er ist einer der Bahnbrecher holistischen Gesundheitsverständnisses. In seinem Buch „Wellness Workbook“ (29) legt er dar, dass Nicht-Kranksein noch nicht Gesundsein bedeutet. Er schlägt das folgende Schema vor:

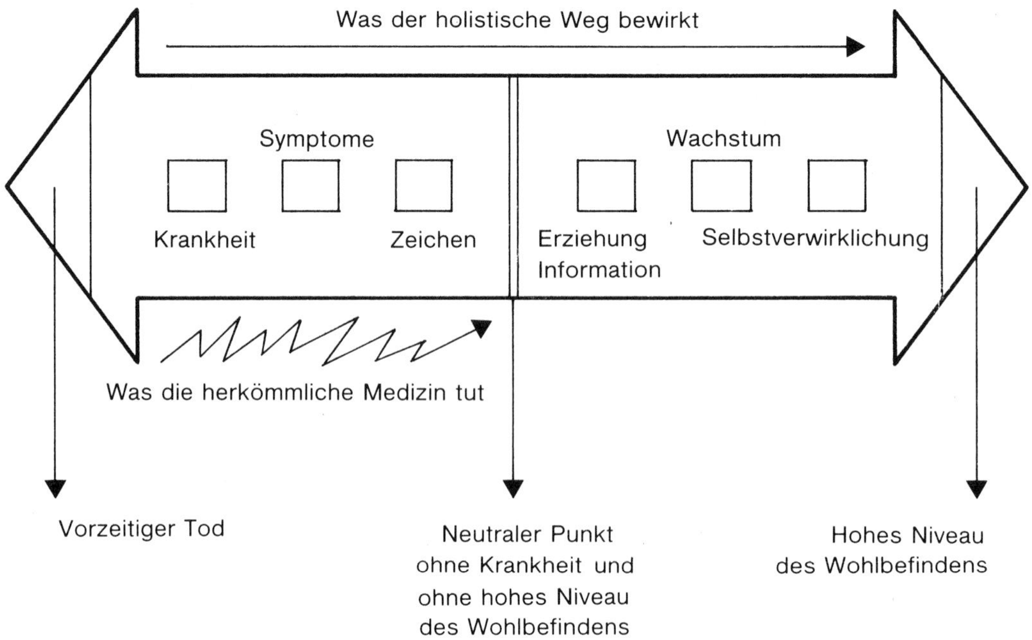

Die traditionelle Medizin war vor allem bemüht, die Anzeichen, Symptome und Krankheiten zu unterdrücken und einen vorzeitigen Tod zu verhindern. Indem sie den Menschen also auf den neutralen Ausgangspunkt zurückführte, hatte sie ihre Aufgabe erfüllt.

Für das holistische Gesundheitsverständnis ist der neutrale Punkt dagegen nur eine Etappe, in welcher der Mensch noch sehr verletzlich ist. Mittels Information, Unterrichtung, der Möglichkeit zu wachsen, seine Kräfte zu entfalten und sich zu verwirklichen kann der Mensch ein hohes Niveau an Wohlbefinden erreichen.

Für Travis ist ein hohes Niveau an Wohlbefinden durch folgende Merkmale gekennzeichnet:

- seine tatsächlichen Bedürfnisse kennen und sie befriedigen
- seine Gefühle ausdrücken, indem man andern mitteilt, was man empfindet
- affirmativ und nicht passiv oder aggressiv handeln
- sich seines Körpers freuen durch Sport, sinnvolle Ernährung und Bewusstmachen seiner Empfindungen
- in Unternehmungen engagiert sein, die für einen persönlich wichtig sind und die mit den eigenen Wertvorstellungen übereinstimmen
- wissen, wie man sinnvolle Beziehungen mit den anderen Menschen seiner Umgebung herstellt und pflegt
- die Herausforderungen des Lebens als Möglichkeiten des Wachsens begreifen
- das Leben so gestalten, wie man es tatsächlich will, statt einfach auf das zu reagieren, was auf einen zukommt
- auf die körperlichen Symptome achten, um sie positiv zu beeinflussen, und auch um die Gründe für ihr Vorhandensein zu erfahren
- seinen eigenen körperlichen und emotionalen Rhythmus kennenlernen, akzeptieren und die vom Körper ausgehenden Signale verstehen
- seinen eigenen Kräften als Hauptquellen von Leben und Wachstum vertrauen.

Die Reflexzonentherapie hat ihren berechtigten Platz in dieser grossen Entwicklung. Sie ist – neben vielen anderen – ein einfaches, wirkungsvolles und natürliches Mittel, das dem Menschen hilft, gesund zu bleiben.

2. Kapitel

Definition und Geschichte der Reflexzonentherapie

Unter Reflexzonentherapie versteht man Studium und Praxis einer spezifischen Massage bestimmter Zonen der Füsse und der Hände, die zu anderen Körperregionen in Beziehung stehen.

Diese Form spezifischer Massage verhilft dem Organismus zu bestmöglichem Funktionieren, damit er aus eigener Kraft gegen die Krankheit, die ihn befallen hat, ankämpfen kann. Tatsächlich werden Blutkreislauf und Energiefluss normalisiert. Ein Zustand der Entspannung stellt sich ein, und der Mensch, der die Massage erhält, hat optimale Chancen, seine natürlichen Abwehrkräfte zu mobilisieren, um sich dadurch gegen Angriffe von innen und aussen zu schützen.

Die Anfänge der Reflexzonenmassage liegen bestimmten Quellen zufolge mehrere tausend Jahre zurück. Spuren finden sich im Orient, zum Beispiel in bestimmten Formen der japanischen Massage. Allerdings tritt die Reflexzonentherapie hauptsächlich zu Beginn unseres Jahrhunderts in Erscheinung, und zwar im Osten der Vereinigten Staaten. Sie ist das Ergebnis der Forschungen und Arbeiten von Dr. William Fitzgerald. Dieser hatte beobachtet, dass ein auf bestimmte Gegenden des Körpers ausgeübter Druck anästhetische Wirkung zeitigt. Dr. Fitzgerald, selber Hals-Nasen-Ohren-Arzt, war von dem unerklärlichen Zusammenhang zwischen einem im Bereich der Finger ausgeübten Druck und der Verminderung von Schmerzen im Kopf fasziniert. In einer Neuausgabe seines Buches „Zone Therapy“ (16) berichtet Fitzgerald, wie einem seiner Kollegen, Dr. George Starr White aus Los Angeles, die Heilung einer Frau gelang. Die Frau hatte während drei Wochen an ungewöhnlich heftigen und therapeutisch scheinbar nicht beeinflussbaren Kopfschmerzen gelitten. Er heilte sie, indem er einfach die ersten drei Finger jeder Hand einige Minuten lang massierte.

Fitzgerald betonte bereits damals, dass es sich nicht immer um die gleiche Stelle handelt, auf die man drücken muss, um einen Schmerz zum Verschwinden zu bringen. Es ist vor allem notwendig, auf die Stelle zu achten, wo der Patient den Schmerz empfindet.

Vor mehr als 70 Jahren erklärte Dr. Fitzgerald voller Zuversicht: „Ich bin gewiss, dass der medizinische Berufsstand, sobald er einmal über die Zonentherapie informiert ist, diese Möglichkeit einfacher und wirkungsvoller Hilfe zur Schmerzlinderung, welche die Notwendigkeit des Rückgriffs auf gefährliche antipyretische und phenazetinhaltige Tabletten und Pulver verringert, mit Begeisterung aufnehmen wird." (16: S. 30–31)

Wie man weiss, hat sich diese Vorhersage nicht erfüllt.

Nach Fitzgerald praktizierten in den Jahren zwischen 1915 und 1930 einige Ärzte – seine Kollegen Edwin Bowers, George Starr White und Joseph Selbey Riley – die Zonentherapie.

In den dreißiger Jahren erkannte eine der mit Dr. Riley zusammenarbeitenden Krankenschwestern, Eunice Ingham, welche diese Zonentherapie mehrere Jahre hindurch ausgeübt hatte, folgendes: Bestimmte Punkte sind wegen ihrer grösseren Sensibilität bessere „Zielscheiben" für die Reflexzonenmassage. Sie zeichnete das erste Schema, welches die Beziehung zwischen bestimmten, sich unter den Füssen befindlichen Zonen zu anderen Organen des Körpers zeigte. Sie war es schliesslich, die das heute bekannte Schema festlegte. Es dient als Grundlage für Praxis und Lehre der Zonentherapie, die heute „Reflexzonenmassage" oder „Reflexzonentherapie" genannt wird.

Eunice Ingham schrieb im Jahre 1938 ihr erstes Buch mit dem Titel „Stories Feet Can Tell" (Geschichten, die die Füsse erzählen können) (21). Ihre Nichte Eusebia B. Messenger und ihr Neffe Dwight C. Byers setzten ihre Arbeit fort. Andere Personen wie Mildred Carter in den Vereinigten Staaten – eine Schülerin von Eunice Ingham –, Hanne Marquardt in Deutschland und Doreen Baily in England führten das Werk von Eunice Ingham und ihren Vorgängern weiter. (3)

Hanne Marquardt hat die Erforschung der mit den Zähnen in Zusammenhang stehenden Zonen entwickelt. Mildred Carter befasste sich eingehend mit den Zonen der Hände – im sozialen Leben oft leichter erreichbar als die Füsse!

Die Geschichte der Reflexzonentherapie kennt zahlreiche Versionen. Devaki Berkson geht in ihrem Buch mit dem Titel „The Foot Book" (6) noch weiter als William Fitzgerald. Sie zitiert Dr. Kruракichi Hirata, der anscheinend 12 horizontale Zonen entdeckt hatte, welche die den 12 Zonen des Körpers entsprechenden Reflexpunkte enthalten.

Ein Grossteil der Geschichte der Reflexzonentherapie bleibt noch zu erforschen. Die Experten sind sich z. B. über den genauen Ursprung der Intuitionen William Fitzgeralds nicht einig.

Hier einige offene Fragen:
- Wurde er von östlichen Techniken beeinflusst?
- „Entdeckte" er die Reflexzonentherapie?
- Wer beeinflusste die Arbeiten von Eunice Ingham am meisten? War es Dr. Riley? Praktizierte er tatsächlich die Methode von Fitzgerald?

Obwohl die Antworten auf solche Fragen zweifellos interessant wären, würden sie doch nichts an der Existenz der Reflexzonenbehandlung ändern. Vielfältige Forschungsarbeiten sind noch erforderlich, sowohl auf wissenschaftlichem als auch auf historischem Gebiet, um diesem Zugang den ihm gebührenden Stellenwert zu geben.

3. Kapitel

Die aktuellen Hypothesen bezüglich der Wirkungsweise der Reflexzonentherapie

Die einzige Gewissheit, die wir hinsichtlich der Reflexzonentherapie haben, ist die, dass sie wirkt. Sie ermöglicht Entspannung, Erleichterung, unterstützt die natürlichen Abwehrkräfte der reflexologisch massierten Person und stellt den Energiefluss im Innern des Organismus wieder her.

Wie geschieht das? Welches sind die anatomischen oder physiologischen Verbindungen zwischen den Zonen der Füsse und Hände auf der einen und den verschiedenen Körperorganen auf der anderen Seite? Wie zirkuliert die Energie im Innern des Organismus?

Auf alle diese Fragen gibt es noch keine wissenschaftliche Antwort. Man hat einige Hypothesen aufgestellt, auf deren Grundlage heute in Erwartung neuer, das vorhandene Wissen vervollständigender Entdeckungen gearbeitet werden kann.

Die Reflexzonentherapie ist nicht die einzige Behandlungsform, für die nicht alle notwendigen wissenschaftlichen Grundlagen vorliegen. Seit Cerletti 1938 zum erstenmal den Elektroschock in der Psychiatrie anwandte, wurde diese Art der Therapie millionenfach wiederholt. Man weiss darüber nichts weiter, als dass sich der Elektroschock in bestimmten Fällen depressiver Verstimmung als wirksam erwiesen hat.

Mit wieviel grösserer Berechtigung bietet sich ein derart angenehmes und von problematischen Nebenwirkungen freies Mittel wie die Reflexzonentherapie zum vertrauensvollen Einsatz an, auch wenn die theoretischen Voraussetzungen, auf denen sie beruht, noch nicht in allen Einzelheiten abgeklärt sind! Zu den häufigsten Hypothesen zählen:

1) *Die Energie-Hypothese*

Im Innern des Organismus findet eine ständige Kommunikation zwischen den einzelnen Organen statt. Diese wird durch ein komplexes System der Blutzirkulation sowie des Energieumlaufs von Zelle zu Zelle und von Organ zu Organ über das Nervensystem aufrechterhalten. Diese Kommunikation geschieht ebenfalls dank des elektromagnetischen Feldes und des Vibrationsaustausches zwischen Körper und Geist.

Diese vitale Energie oder Lebenskraft, wie Berkson sie nannte, fliesst auf rhythmische Weise durch alle Organe und kommt mit allen lebenden Zellen und allen Geweben in Kontakt. Es scheint, dass in diesen Energiebahnen bestimmte Blockierungen auftreten können. Die Reflexzonentherapie will dazu beitragen, diese Blockierungen abzubauen und wieder einen freien Energiefluss zu gewährleisten.

2) *Die Milchsäure-Hypothese*

Diese Theorie besagt, dass die manchmal in Mikrokristalle umgewandelte Milchsäure sich in den Händen und Füssen und vielleicht an anderen Stellen ablagert. Die Reflexzonenmassage bewirkt nicht nur die Auflösung dieser Rückstände und erleichtert dadurch das freie Strömen der Energie, sondern sie ermöglicht – nach Devaki Berkson (6) – auch den Abbau der Milchsäure über die Leber.

3) *Die nervöse Autorezeptoren-Hypothese*

Devaki Berkson berichtet in demselben Werk (6) über die Untersuchungen der Doktoren Goodheart und Walther der Schule für angewandte Kinesiologie; sie vermuten, dass die Fussreflexe nervöse Autorezeptoren sind und Impulse an alle Teile des Körpers senden können.

4) *Die Entspannungs-Hypothese*

Eunice Ingham hatte schon festgestellt, dass 75 % bis 80 % aller gesundheitlichen Störungen in direkter Beziehung zu andauernden Spannungszuständen stehen. Sie sagte, dass Entspannung eine Grundvoraussetzung für Gesundheit sei. Die folgenden Jahrzehnte gaben Eunice Ingham in vollem Umfang recht. Die Entwicklung sämtlicher Formen der Entspannung, Sophrologie usw. bestätigt dies. Danach ist die Reflexzonentherapie eine ideale Möglichkeit, einen sehr hohen Grad von Entspannung herbeizuführen.

Nach mehreren Jahren Praxis in Reflexzonentherapie haben wir dies nachprüfen können.

Ausser den oben genannten Theorien gibt es weitere Gründe, Pflegepersonen die Reflexzonentherapie als vorzügliche Behandlungsform nahezulegen.

Nach dem Begründer der Transaktionsanalyse, Dr. Eric Berne, verlieren wir nie das seit unserer frühesten Kindheit manifeste Bedürfnis nach Körperkontakt. Wenn er uns zu grausam entzogen wird, zum Beispiel infolge eines Sterbefalls, von Trennung oder hohem Alter, kann daraus eine Schwächung der Widerstandskraft des Organismus gegenüber Krankheiten resultieren.

Die Reflexzonenmassage ist dann eine ausgezeichnete Möglichkeit, mit einem Menschen auf der körperlichen Ebene in Kontakt zu treten, ihm nahezukommen und ihm so auf eine für ihn annehmbare Weise zu helfen, um ihm zu zeigen, dass man sich für ihn interessiert und um sein Wohlbefinden besorgt ist.

Dieses Kontaktbedürfnis kann an folgendem von einer Gemeindeschwester berichteten Beispiel illustriert werden. Sie hatte Kurse in Reflexzonentherapie absolviert und benutzte diesen Zugang in ihrer praktischen Tätigkeit:

– Diese Krankenschwester kam regelmässig zu einer Patientin, um deren ulzeröses Bein zu verbinden. Seit mehreren Jahren litt diese Frau an Geschwüren, die jeweils nach einer bestimmten Zeit verheilten. Einige Wochen oder Monate ging alles gut. Doch dann erreichte die Krankenschwester jeweils ein Telefonanruf: Ein Geschwür sei wieder aufgebrochen. Das Spiel begann von vorn.

Eines Tages, als das pflegebedingende Geschwür fast geschlossen war, sagte die Krankenschwester zu der Patientin: – „Nun, Frau N., ich komme Montag wieder vorbei, um zu sehen, ob alles in Ordnung ist. Und ich denke, dass ich danach dann nicht mehr zu kommen brauche."

– „Dann muss ich also ein neues Geschwür bekommen, damit Sie mich besuchen!" rief die Patientin in einem Ton aus, der sich spassig anhören sollte.

Die Krankenschwester hatte begriffen, dass etwas sehr Wichtiges in dem Gesagten enthalten war, und machte folgenden Vorschlag:

– „Nein, Frau N., Sie brauchen kein neues offenes Geschwür, damit ich wiederkomme. Ich werde zweimal in der Woche vorbeischauen und Ihnen eine Reflexzonenmassage geben. Dadurch wird sich Ihr Kreislauf vielleicht bessern und das Aufbrechen der Geschwüre verhindern."

Zwei Jahre sind seither vergangen. Während dieser ganzen Zeit hat sich kein Geschwür gebildet. Der Patientin geht es sehr gut, und der Krankenschwester bleibt das weitere Reinigen und Verbinden schmerzender Wunden erspart.

War dies die Wirkung der Reflexzonentherapie? Oder war es der Kontakt, den die Schwester der Patientin versprach? Diese Fragen bleiben offen, doch sie zeigen, wo die Reflexzonenbehandlung eingesetzt werden kann.

4. Kapitel

Wann, wie und wem soll man eine Reflexzonenbehandlung geben?

Die Reflexzonentherapie besteht nicht nur in einer manuellen Technik. Sie umfasst zahlreiche Aspekte, die zu berücksichtigen sind, wie:
- den Gesundheitszustand der Person, die die Massage erhält
- die Veranlagung dieser Person
- das Beobachten und Sammeln der über diese Person vorhandenen Daten
- mögliche Kontraindikationen
- die Einstellung, Geisteshaltung und das Wohlbefinden der Person, welche die Massage ausführt
- die Dauer und Häufigkeit der Massagen
- mögliche Nebenwirkungen.

Der Gesundheitszustand der Person, die massiert wird

Da es keine systematischen Untersuchungen auf dem Gebiet der Reflexzonenarbeit gibt, enthalten die uns zur Verfügung stehenden Quellen zahlreiche Widersprüche, was dieses Kapitel betrifft. Hier die häufigsten nicht übereinstimmenden Aussagen:

1) *Reflexzonenmassage an einer schwangeren Frau*

Manche sind zum Beispiel der Ansicht, eine bisher noch nicht auf diese Weise massierte schwangere Frau dürfe keine Reflexzonenmassage erhalten, jedenfalls nicht vor Ende des dritten Schwangerschaftsmonats. Für andere kann die Reflexzonentherapie nur hilfreich sein in der Unterstützung des Organismus bei dem Versuch, sein Gleichgewicht zu finden.

In der Tat scheint eine Fehlgeburt die Folge einer von der Reflexzonenbehandlung völlig unabhängigen Reaktion des Organismus zu sein.

2) *Reflexzonentherapie bei Diabetikern*

Manche Therapeuten weisen auf die Gefahr von Hypoglykämie infolge einer Reflexzonenmassage bei an Diabetes leidenden Personen hin und raten bei diesen Leuten von einer solchen Behandlung ab.

Grundsätzlich kann jeder Diabetiker Unterzucker bekommen und bedarf deshalb ärztlicher Kontrolle.

Die Wirkung der Reflexzonenmassage besteht ausschliesslich in einer Unterstützung des Organismus, aus sich heraus besser mit einer Störung wie dem Diabetes fertig zu werden.

3) *Reflexzonenmassage bei Herzkranken*

Auch hier sind zahlreiche „Geschichten" über das Risiko einer Reflexzonen-Behandlung im Umlauf; sie könnte „einen Herzanfall auslösen", heisst es zum Beispiel.

Ein gewissenhafter Therapeut, der den Patienten während der Massage aufmerksam beobachtet, geht jedoch überhaupt kein Risiko ein.

Es ist nicht erforderlich, dass die Reflexzonenarbeit Schmerzen verursacht.

4) *Reflexzonenbehandlung beim Kleinkind*

Hier wiederum weigern sich manche Masseure, Kleinkinder zu massieren.

In Wirklichkeit profitieren Kleinkinder ganz enorm von einer äusserst behutsamen Massage, die auf die Sensibilität und Grösse ihrer Füsse abgestimmt ist. Zu beobachten, welches Vergnügen und welche Entspannung eine solche Massage bei ihnen bewirken kann, ist ein interessantes Erlebnis.

Die Krankenschwester, welche die Reflexzonenmassage in ihrer täglichen Arbeit bei kürzlich operierten Patienten, in der Intensivpflege oder Reanimation oder auch bei solchen in der Endphase anwendet, muss vor allem sehr aufmerksam darauf achten, was der Kranke im Verlauf der Massage verbal oder non-verbal mitteilt.

Nach unserer Erfahrung wird dem Patienten in den meisten Fällen durch eine Reflexzonentherapie geholfen. Wenn der Patient eine solche Behandlung nicht als hilfreich empfindet, sollte man diese sofort abbrechen und nach anderen Behandlungsmöglichkeiten Ausschau halten.

Dank der Offenheit eines für die nephrologische Abteilung eines schweizerischen Spitals verantwortlichen Arztes erhalten verschiedene Hämodialyse-Patienten seit mehreren Jahren regelmässig Reflexzonenmassagen. Letztere haben zum Verschwinden sämtlicher kleiner Beschwerden, die häufig mit der Dialyse verbunden sind, wie Verstopfung und Gelenkschmerzen, beigetragen. Manchmal wurden sogar die noch funktionstüchtigen Nierenanteile gestärkt.

Bei einer bestimmten Anzahl von Krebspatienten im Endstadium konnte die Reflexzonentherapie zur Entspannung und Schmerzreduzierung beitragen; sie ermöglichte heilend-helfendes Berühren. Dieser letzte Aspekt ist sehr wichtig, denn die beiden zuletzt erlöschenden Sinne bei einem Sterbenden sind ja bekanntlich der Gehörsinn und der Tastsinn. Man kann ferner einem Familienmitglied oder Ehepartner des Sterbenden zeigen, wie man massiert; dies ermöglicht es ihm, seine Aufmerksamkeit und seinen Wunsch zu helfen, auf eine spürbare und wohltuende Weise zu bekunden.

Die Stellung des Patienten bei der Reflexzonenmassage

Die beste Position: halbsitzend in einem gepolsterten Sessel oder liegend mit leicht angehobenem Kopf. Die Haltung muss für den Patienten bequem sein; er muss sich entspannen und die Arme abstützen können.

Die Umgebung sollte ruhig und harmonisch sein. Leise eingestellte Relaxationsmusik erleichtert das Entspannen.

Es ist darauf zu achten, dass die Person, die massiert wird, ihre Arme oder Hände nicht verschränkt, damit die Energie ungehindert durch den ganzen Körper strömen kann.

Auch die Position des Masseurs ist sehr wichtig. Die Qualität der Massage hängt in hohem Masse vom Entspannungszustand der massierenden Person ab.

Jede Reflexzonenmassage beginnt beim linken Fuss. Nach der Theorie der Polaritätsgesetze ist die linke Körperhälfte „magnetisch“, rezeptiv. Sie „akzeptiert“ die an den unter den Fusssohlen befindlichen Druckpunkten erhaltenen Reize und leitet diese weiter. Andererseits befindet sich ein grosser Teil des Lymphsystems auf der rechten Seite. Die Hauptfunktion dieses Systems besteht in der Ausscheidung toxischer Rückstände und von Giftstoffen. Die Reflexzonenarbeit unterstützt den Organismus in dieser Aufgabe.

Die Beobachtung und Datenauswertung der Person, die massiert

Vor Beginn der eigentlichen Massage kommt es darauf an, die Füsse in Augenschein zu nehmen und zu befühlen:

- Sind sie kalt/warm?
- Sind sie rot oder bläulich? Oder aber sehr fahl?
- Sind Verhornungen, Verformungen, Verhärtungen vorhanden?
- Ist die Haut gespannt oder runzlig?
- Haben beide Füsse gleiche Temperatur?

Nach und nach erwirbt der Therapeut eine überaus grosse Sensibilität in den Händen und Fingern.

Ganz allgemein ist es wichtig, den Patienten zu befragen, ob und welche gesundheitlichen Probleme er hat und in welcher Art Behandlung er sich befindet.

Die Beobachtung der Gesamtverfassung des Patienten ist ebenfalls von grossem Belang. Wirkt er angespannt? Macht er einen ängstlichen Eindruck? Scheint er müde zu sein? Alle diese Befunde werden auf ein besonderes, für diese Person angelegtes Blatt, welches auch eine Abbildung der Füsse enthält, eingetragen. Die Entwicklung des Patienten anhand unmittelbarer Beobachtung und seiner eigenen Äusserungen findet somit ihren schriftlichen Niederschlag.

Mögliche Kontraindikationen

Wie wir bereits weiter oben angedeutet haben, gibt es viel weniger Kontraindikationen gegen die Reflexzonenmassage, als man annehmen möchte, denn in erster Linie erstrebt diese eine Unterstützung der physiologischen Prozesse und will dem Patienten dabei helfen, sich zu entspannen.

Allerdings darf eine Reflexzonenmassage auf keinen Fall an einem verletzten Fuss vorgenommen werden. Bei Schnittwunden, Verbrennungen, Ekchymose, Fissur, Fraktur, Verstauchung oder Phlebitis darf der Fuss nicht massiert werden. In einem solchen Fall kann die Reflexzonenmassage jedoch an den Händen ausgeführt werden.

Grundsätzlich sollte eine Reflexzonenbehandlung nicht unmittelbar nach dem Essen erfolgen.

Die Gemütsverfassung und das Wohlbefinden der Person, die massiert

Als wir vor mehreren Jahren in den Vereinigten Staaten unseren ersten Kurs in Reflexzonentherapie absolvierten, lautete eine uns sehr beeindruckende Empfehlung folgendermassen: „Wenn Sie sich nicht in Form fühlen oder wenn Sie keine Lust haben, jemandem eine Reflexzonenmassage zu geben, dann tun Sie's nicht! Es ist äusserst wichtig, emotional ausgeglichen und in körperlich guter Verfassung zu sein. Man muss darüber hinaus den Wunsch haben, der Person, die massiert werden soll, zu ‚geben'."

Da dieser Aspekt in unserer Pflegeausbildung niemals erwähnt wurde, war unsere Überraschung gross und regte uns dazu an, immer mehr über Energieformen, Aura, Visualisation und manche anderen faszinierenden Zugänge, welche die holistische Gesundheitsbewegung wiederentdeckt, zu lernen.

Die von den Kirlians durchgeführten Versuche dienten uns als Ausgangspunkt. Dieses russische Wissenschaftler-Ehepaar zeigt anhand eines fotografischen Spezialinstrumentes die Qualität, die Farbe und die Veränderungen innerhalb der Lebewesen und Pflanzen umgebenden Energieaura. Diese Spezialfotos beweisen, dass die den Finger eines ruhigen und ausgeglichenen Menschen umgebende Aura anders ist als diejenige einer angespannten und emotional unstabilen Person.

Dies erklärt ein wenig die Bedeutung, welche die Pioniere der Reflexzonenarbeit wie Mildred Carter jener Harmonie beimessen, die zwischen Massierendem und Massiertem bestehen muss.

Dauer und Häufigkeit der Massagen

Die übliche Dauer einer Reflexzonenmassage beträgt dreissig bis fünfundvierzig Minuten. Wenn die Person jedoch krank, alt oder im Gegenteil sehr jung ist, kann die Behandlung sehr viel kürzer sein, selbst wenn häufiger massiert werden muss.

Ein Patient mit einem sehr alten und chronischen Leiden wird oft sechs bis acht Massagen benötigen, bevor eine Änderung seines Zustands eintritt. Wenn das Problem sehr gross ist, kann dies jedoch längere Zeit dauern. Im allgemeinen verträgt ein Patient gut zwei Massagen pro Woche. Freilich sind manchmal häufigere Massagen notwendig.

Mögliche Nebenwirkungen

Gelegentlich kommt es vor, dass jemand nach einer Reflexzonenbehandlung mit einer Reaktion auf diese Therapie antwortet. Zu den häufigsten Reaktionen zählen:

- Gefühl des Missbehagens
- Harndrang und Ausscheidung übelriechenden Urins
- Stuhldrang
- starkes Schwitzen
- gelegentlich eine vorübergehende Verstärkung der Symptome, deretwegen die Massage gewünscht wurde.

Bei Auftreten der einen oder anderen Nebenwirkung sollte der Patient beruhigt werden, denn es handelt sich hierbei um nichts Unnormales. Der Organismus beweist im Gegenteil, dass er in der Lage ist, sich bestimmter Gifte und Abfallstoffe zu entledigen, und diese Reaktionen sind nur vorübergehend.

5. Kapitel

Die Techniken der Reflexzonenmassage

Diese Techniken beruhen auf der Kenntnis der von Dr. Fitzgerald zu Beginn des Jahrhunderts beschriebenen Zonen. Sie basieren ferner auf einem gründlichen Vertrautsein mit der Anatomie und Physiologie des menschlichen Körpers, insbesondere des Fusses.

In Abbildung 1 sieht man die rechte Fusssohle, die zwei Linien aufweist, welche den Fuss horizontal unterteilen. Die Darstellung zeigt, dass die obere Linie die Phalangen von den Mittelfussknochen und die untere Linie die Mittelfussknochen von den Fusswurzelknochen trennt. (Kapitel 9 enthält alle Details zur Anatomie des Fusses.)

ANSICHT DES RECHTEN FUSSES VON UNTEN

Diesen Punkt nennt man Knochenhöcker des 5. Mittelfussknochens (hakenförmiger Teil). Er ist Anhaltspunkt zur Bestimmung der Trennlinie zwischen Fusswurzelknochen und Mittelfussknochen, die in den folgenden Abbildungen mit U bezeichnet wird.

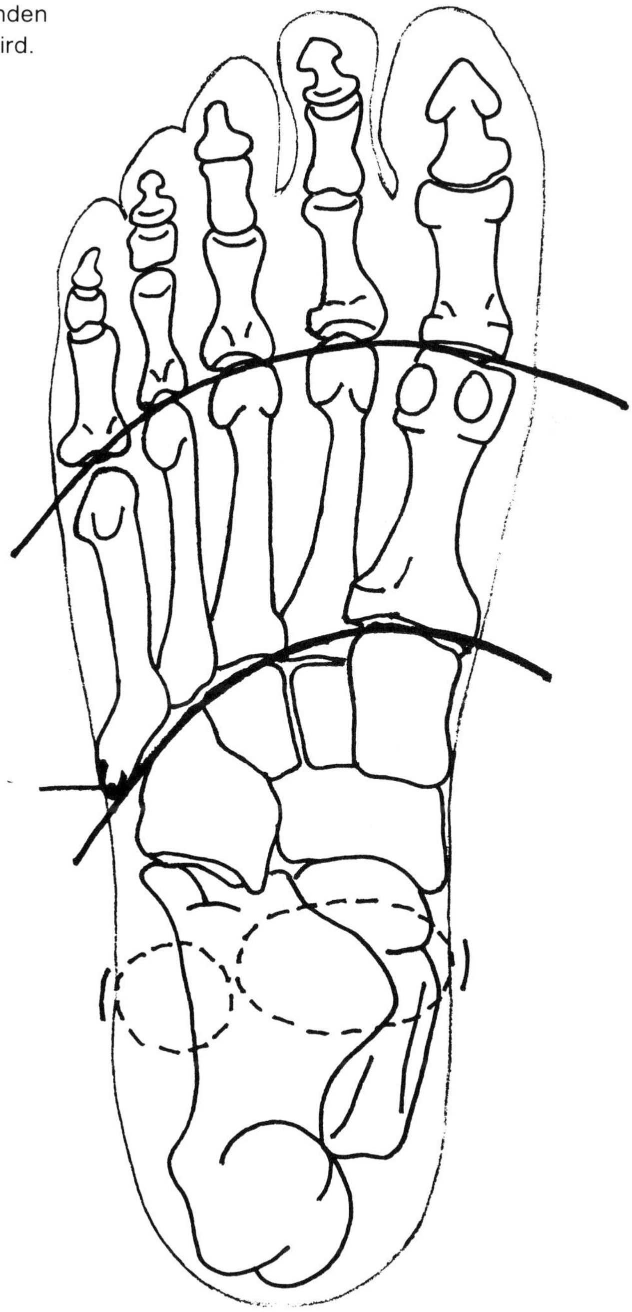

Abbildung 1

Der Körper ist in zehn Längszonen und drei grosse Querzonen eingeteilt (Abbildung 2, nach Dr. Fitzgerald).

Von dieser ersten Unterteilung in Zonen ausgehend erstellte Eunice Ingham die erste „Karte“ der Körperorgane gemäss ihrer Entsprechung zu den verschiedenen Bereichen des Fusses. Während der letzten Jahre präzisierten andere Masseure wie Mildred Carter und Hanne Marquardt diese Arbeit, indem sie sich auf ihre Forschungen und Experimente stützten. Deshalb sind die uns heute zur Verfügung stehenden „Karten“ ziemlich genau (Abbildungen 3 und 4).

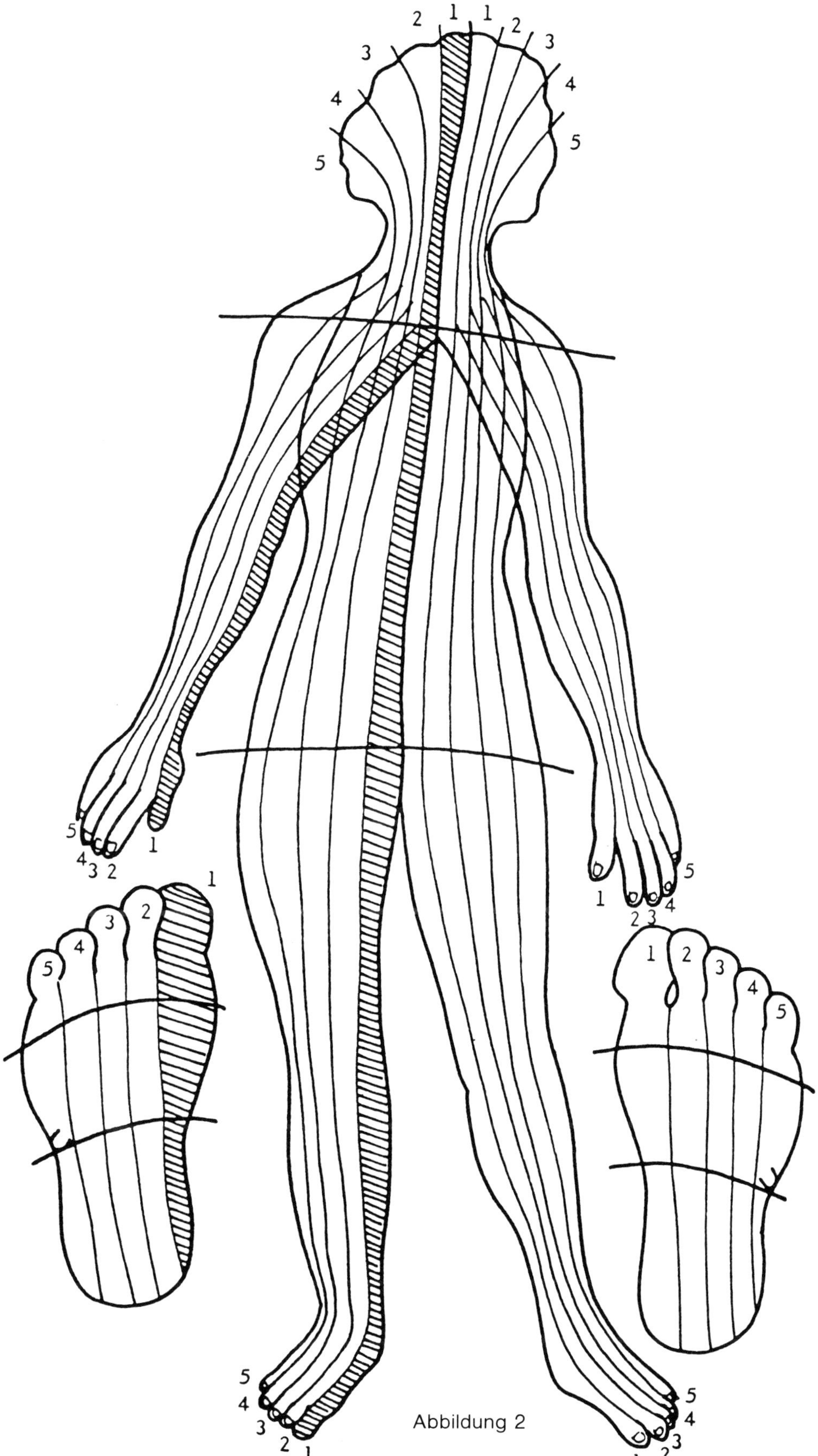

Abbildung 2

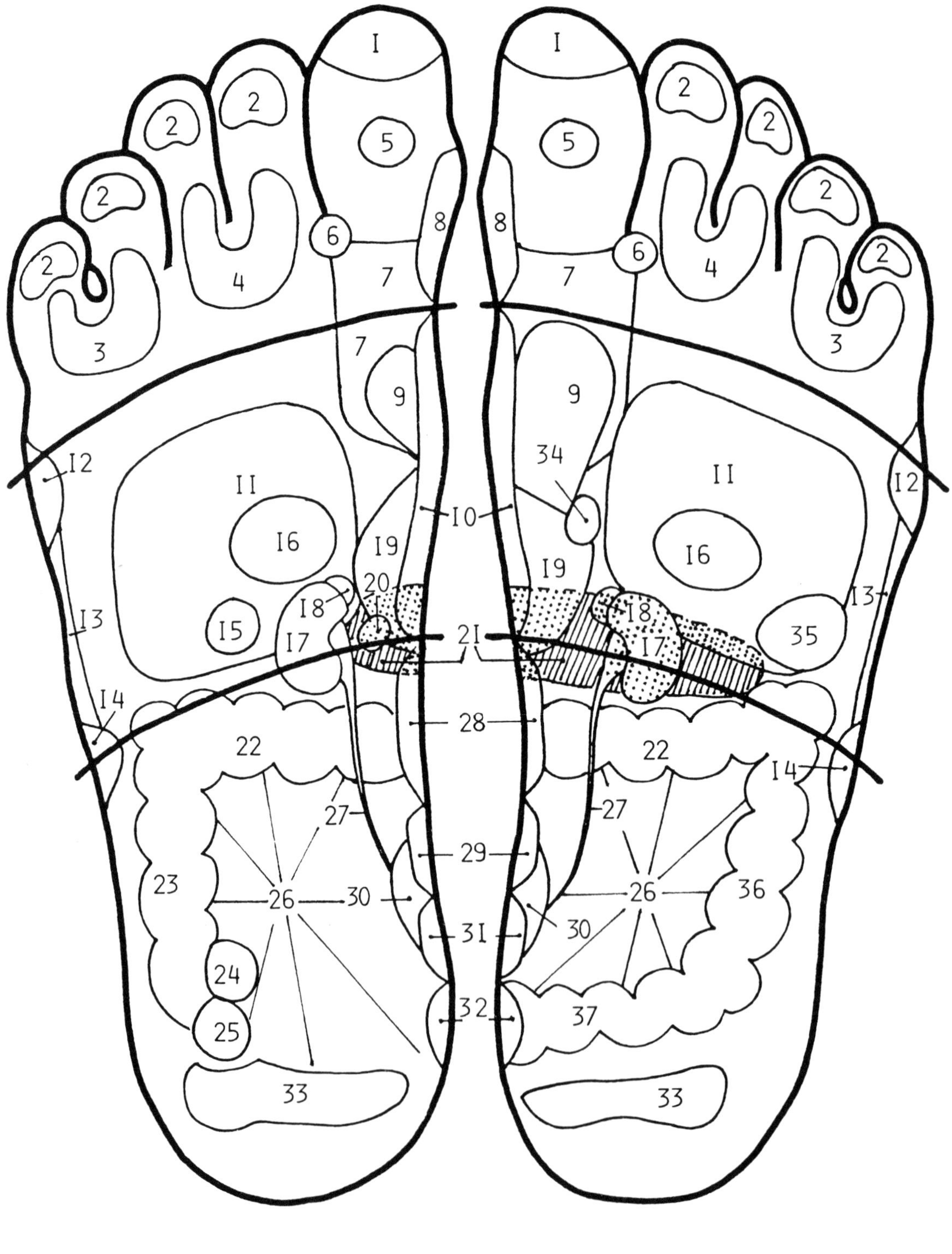

RECHTS LINKS

Abbildung 3

1. KOPFOBERFLÄCHE
2. SINUS-REFLEXE
3. OHREN
4. AUGEN
5. HIRNANHANGDRÜSE (HYPOPHYSE)
6. NEBENSCHILDDRÜSEN
7. NACKEN, HALS, SCHILDDRÜSE
8. HALSWIRBELSÄULE
9. HERZ
10. COLUMNA DORSALIS
11. LUNGEN, BRONCHIEN, LEBER (Leber: hauptsächlich rechts)
12. SCHULTERN
13. ARME
14. ELLBOGEN
15. GALLENBLASE (nur rechts)
16. SONNENGEFLECHT
17. NIEREN
18. NEBENNIEREN
19. MAGEN
20. PFÖRTNER (PYLORUS) (nur rechts)
21. BAUCHSPEICHELDRÜSE
22. QUERDARM
23. AUFSTEIGENDER DICKDARM (nur rechts)
24. ILEOZÄKALKLAPPE (nur rechts)
25. WURMFORTSATZ (nur rechts)
26. DÜNNDARM
27. HARNLEITER
28. LENDENWIRBELSÄULE
29. KREUZBEIN
30. HARNBLASE
31. STEISSBEIN
32. MASTDARM
33. BECKEN, ISCHIAS
34. MAGENEINGANG (CARDIA) (nur links)
35. MILZ (nur links)
36. ABSTEIGENDER DICKDARM (nur links)
37. SIGMASCHLEIFE (nur links)

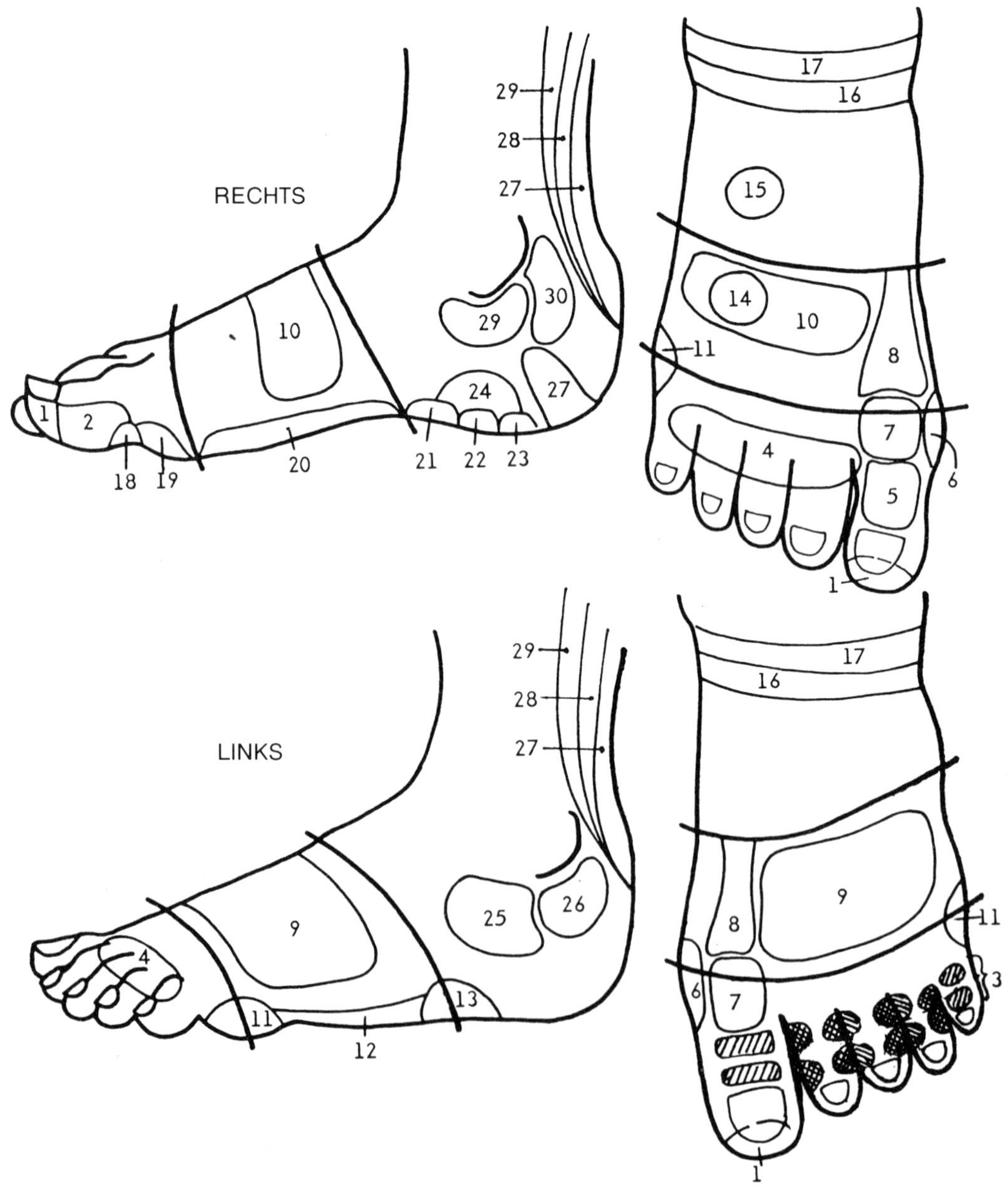
RECHTS
LINKS
1
2
18
19
10
20
21
22
23
24
27
28
29
30
17
16
15
14
11
8
7
4
5
6
9
25
26
12
13
3

Abbildung 4

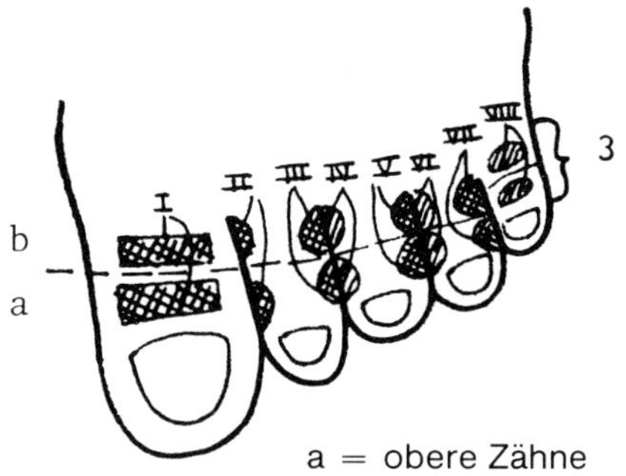

a = obere Zähne
b = untere Zähne

1. OBERER KOPFTEIL ODER SCHÄDELDACH
2. GEHIRN, KOPF
3. ZÄHNE (I–VIII)
4. LYMPHSYSTEM (OBERE KÖRPERHÄLFTE)
5. NASE, MUND, KEHLE
6. BRUSTBEIN
7. HALS
8. RACHEN, SPEISERÖHRE
9. BRUSTDRÜSEN, BRONCHIEN UND LUNGEN
10. RIPPEN
11. SCHULTERN
12. ARME
13. ELLBOGEN
14. GALLENBLASE (nur rechts)
15. WURMFORTSATZ (nur rechts)
16. FALLOPSCHE TUBE ODER LEISTENKANAL
17. LYMPHSYSTEM DER LEISTENFALTE
18. SCHULTER-ARM-GELENK

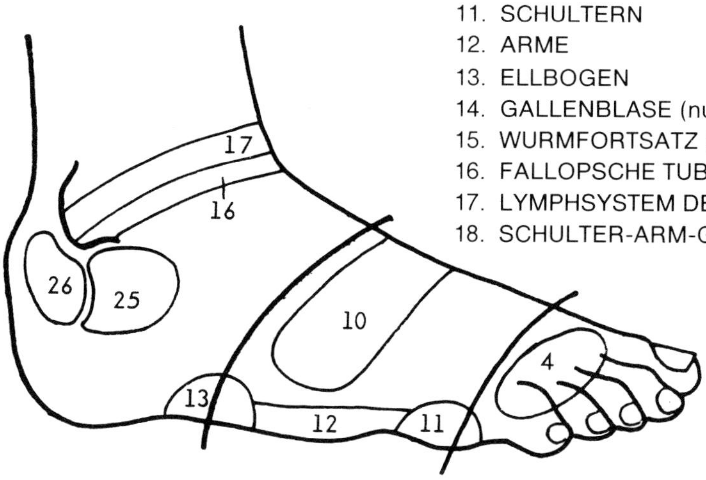

19. HALSWIRBEL (I–VII)
20. BRUSTWIRBEL (I–XII)
21. LENDENWIRBEL (I–V)
22. KREUZBEIN
23. STEISSBEIN
24. HARNBLASE
25. HÜFTE, BEINE, KNIE
26. EIERSTÖCKE, HODEN
27. MASTDARM
28. ISCHIASREGION
29. VORSTEHERDRÜSE ODER GEBÄRMUTTER
30. BECKENGEGEND

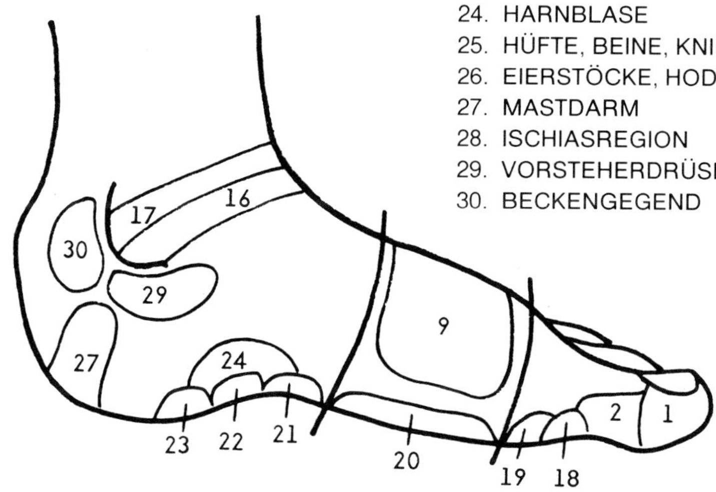

Abbildung 4

Es ist einfach, sich die Organe entsprechend der Lokalisation ihrer Projektion auf den Fusssohlen zu merken. Dazu braucht man sich nur zwei riesige Füsse vom Rumpf- und Kopfumfang eines Menschen vorzustellen. Damit lassen sich die Organe leicht lokalisieren (Abbildung 5).

Indem die beiden Füsse so nahe aneinander gebracht werden, dass sie sich berühren, erkennt man unmittelbar die Lokalisation der Reflexpunkte, welche die verschiedenen auf die Fusssohlen „projizierten" Organe darstellen (Abbildung 6).

ERINNERUNGSSTÜTZE ZUR LOKALISATION DER ORGANE

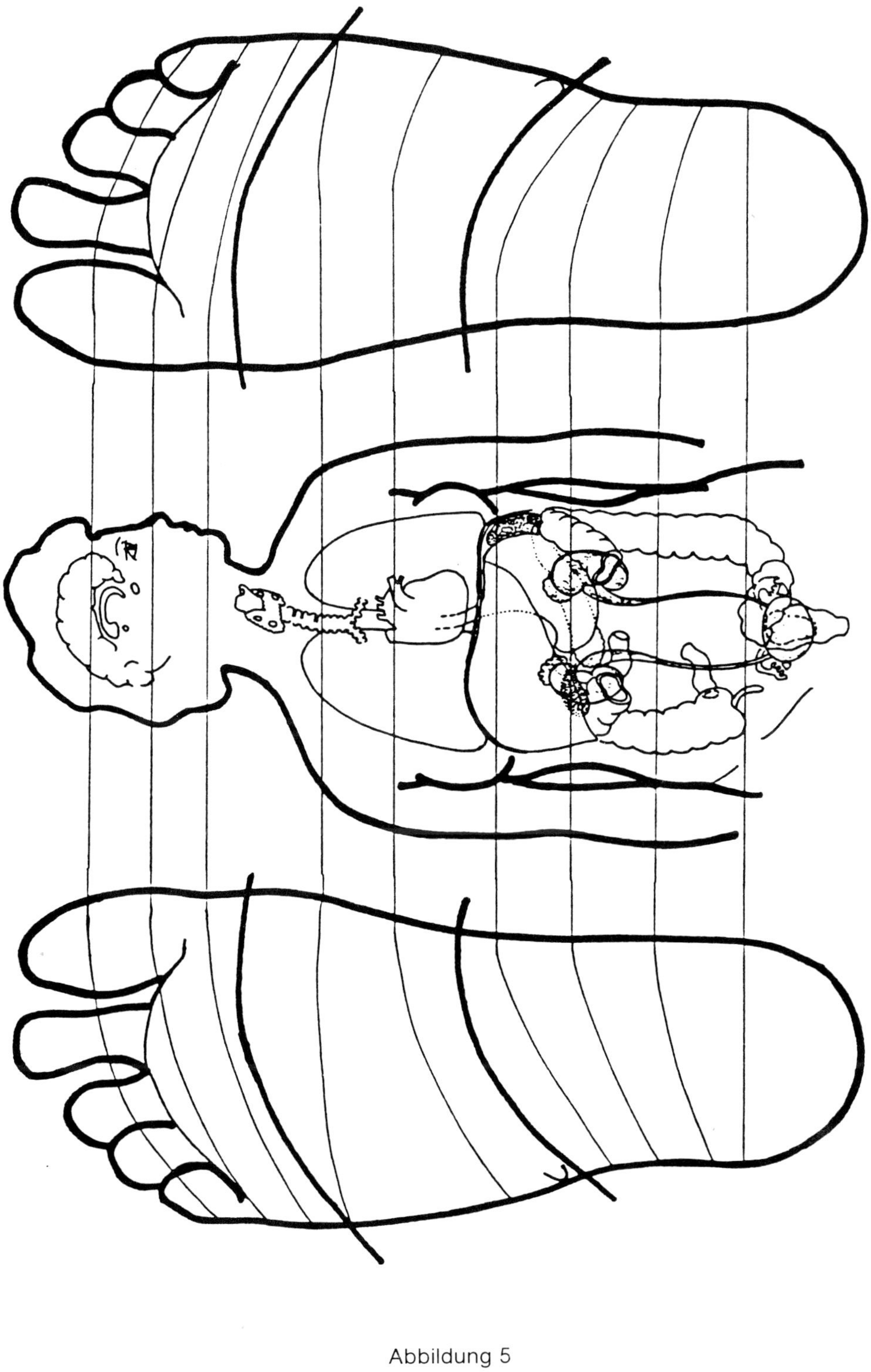

Abbildung 5

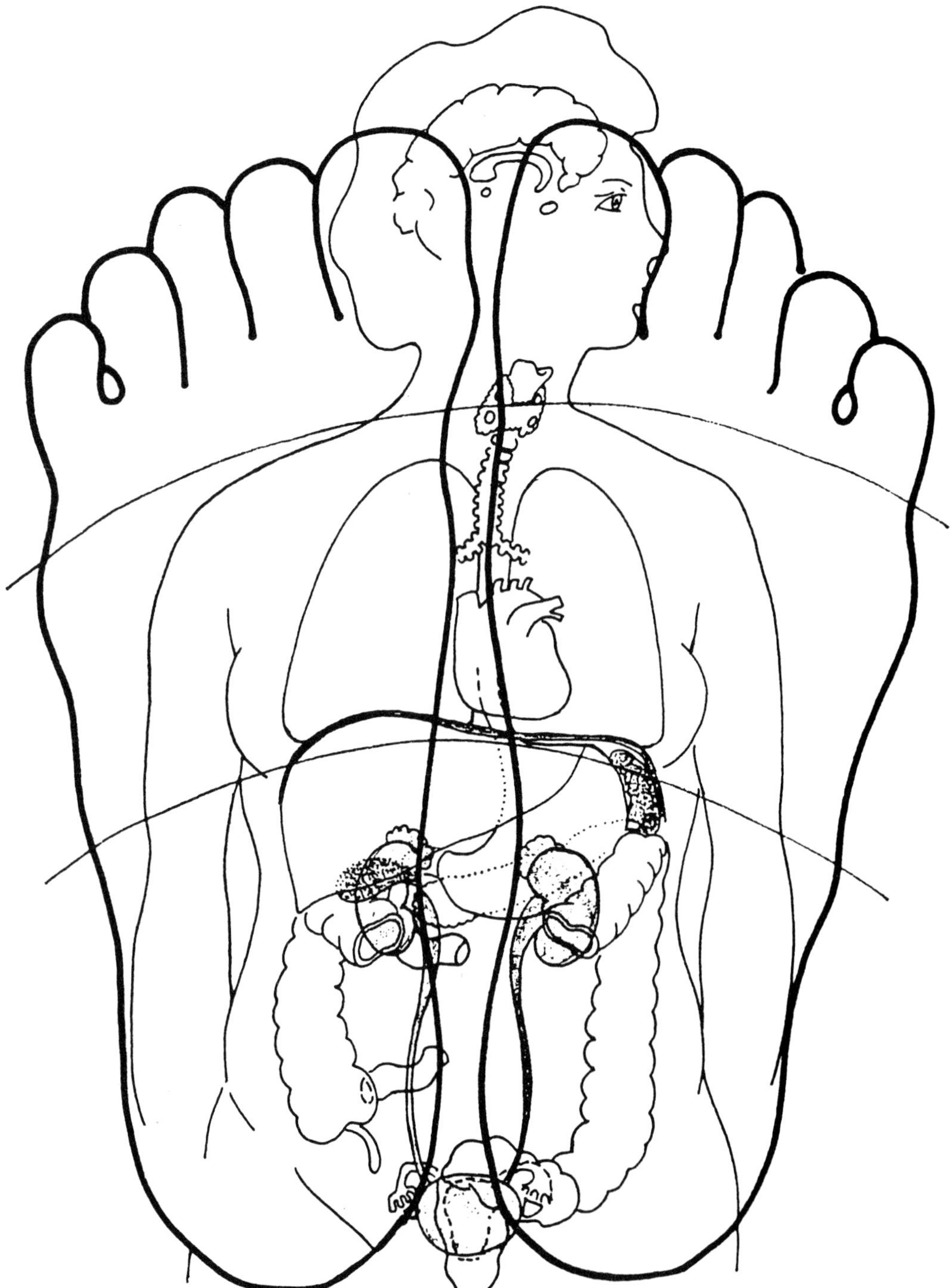

Abbildung 6

Sobald die zu massierende Person und der Therapeut eine bequeme Position eingenommen haben, macht letzterer „Bekanntschaft“ mit dem Fuss seines Klienten.

Indem er dabei vom linken Fuss, der Energieempfänger ist, ausgeht, beginnt er damit, einige entspannungsfördernde Massageübungen auszuführen: zum Beispiel eine leichte Rotation des Fusses, wobei Knöchel und Ferse gut in der einen und der Vorderfuss fest mit der anderen Hand gehalten werden (Abbildung 7).

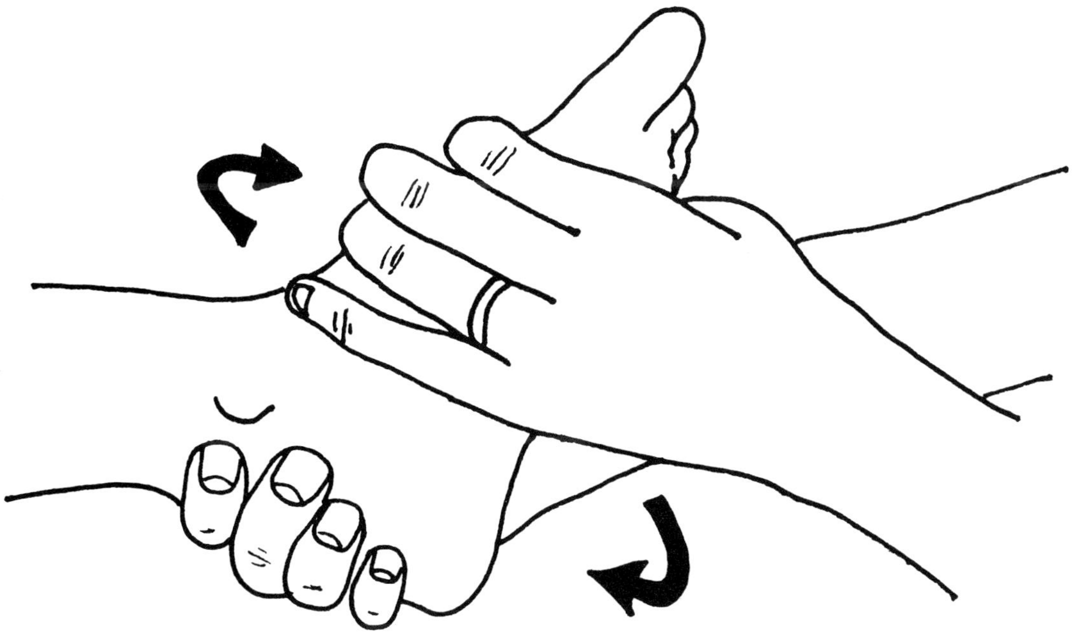

Abbildung 7

Man kann auch eine darüberstreichende Bewegung machen, indem man die Aussenseite des Beins hinunterfährt, vom Knie bis zur Fussspitze, und dann wieder an der Innenseite des Beines hochgleitet, von der Fussspitze bis zum Knie (Abbildung 8).

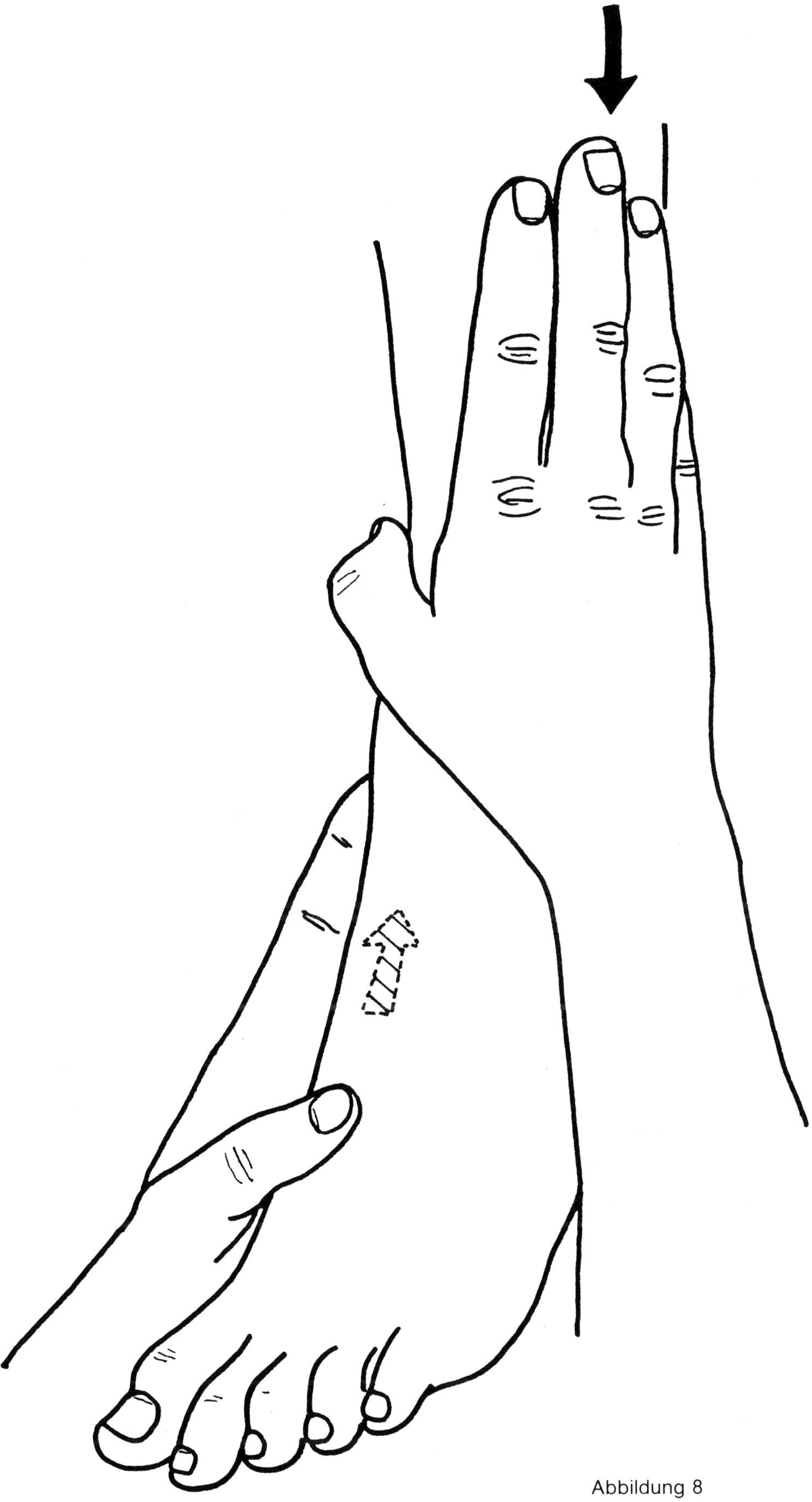

Abbildung 8

Diese die Entspannung des Patienten fördernden Zugänge umfassen noch weitere Bewegungen wie zum Beispiel:

- beide Hände bei den Zehen anlegen
- den Fuss entlang aufsteigen
- um die Knöchel kreisen und
- wieder zur Kniekehle hinaufstreichen, wobei die Achillessehne gedehnt wird.

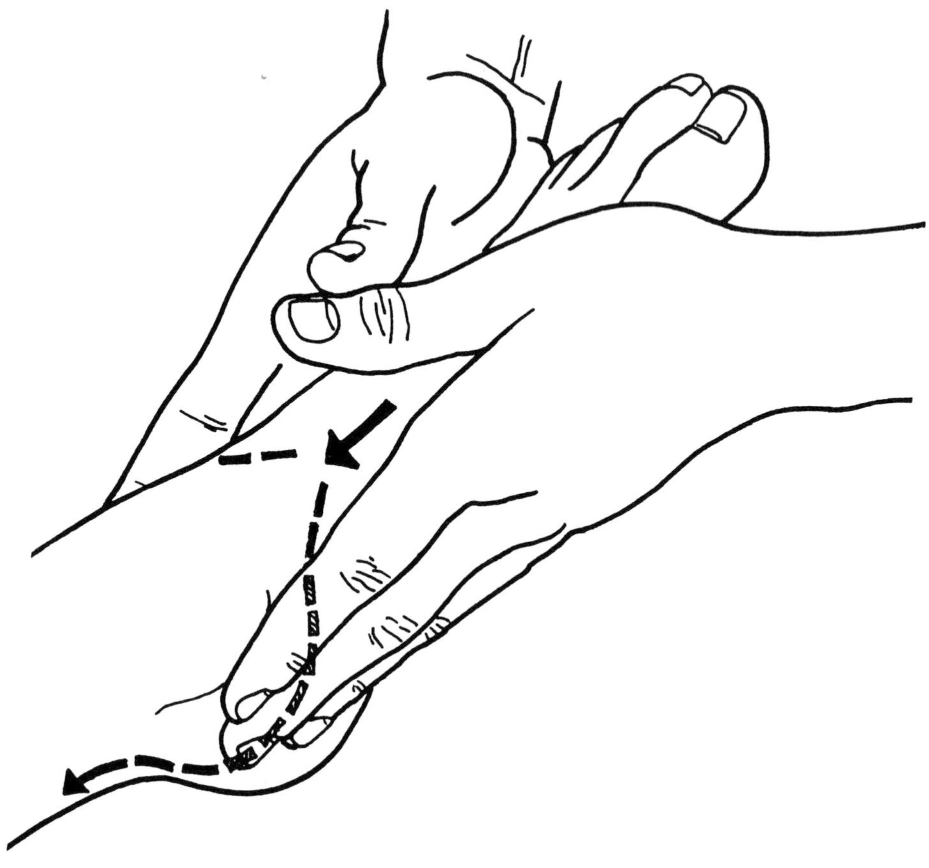

Abbildung 9

Eine andere Möglichkeit besteht einfach darin, die Handfläche auf die Fusssohle zu legen (Abbildung 10).

Den Energietheorien zufolge befindet sich eine bedeutende Chakra in der Handinnenfläche sowie unter der Fusssohle.

In der orientalischen Tradition sind diese Chakras Energieherde, die aber nicht den bekannten Nervenzentren der menschlichen Anatomie entsprechen. Diese Energieherde gehen nicht nur aus den Organen des Menschen hervor, sondern sie stammen gleichfalls und gleichzeitig aus der Asorption der Energien der natürlichen Umwelt (Mineralien, Pflanzen, Tiere und Menschen), aber auch aus denen der kosmischen Umwelt (Sonne, Mond, Planeten), die sich in physischer, chemischer, elektrischer und magnetischer Form manifestieren. Diese Chakras können durch bestimmte körperliche, affektive und psychische Praktiken stimuliert werden.

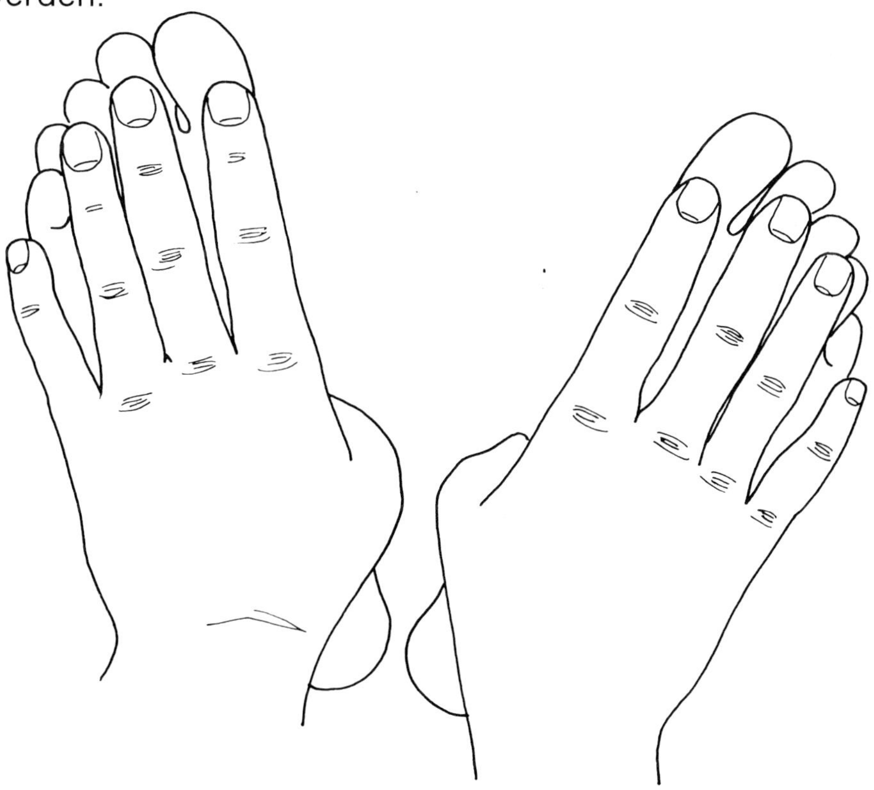

Abbildung 10

Schliesslich kann man auch eine Rotation aller Zehen, eine nach der anderen, durchführen, wobei man sie zwischen Daumen, Zeigefinger und Mittelfinger hält. Diese Rotation erfolgt von links nach rechts und von rechts nach links, bis die Zehen entspannt sind (Abbildung 11).

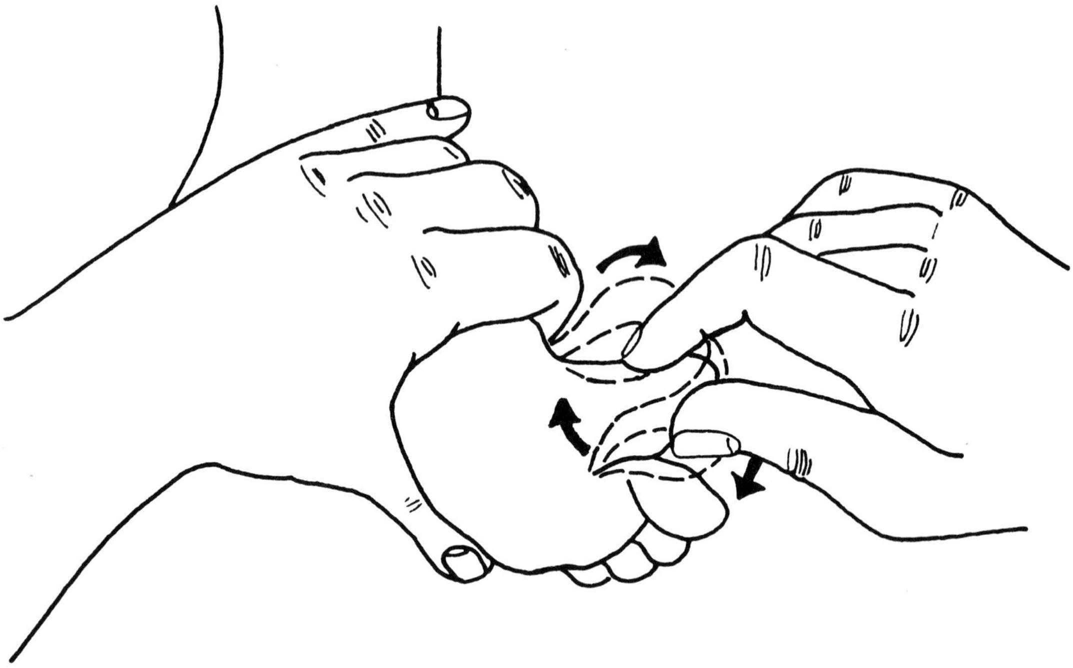

Abbildung 11

Der Therapeut hält nun den Fuss gut mit einer Hand fest und beginnt die eigentliche Massage.

Es gibt verschiedene Techniken, die es erlauben, die Füsse vollständig, ohne etwas zu vergessen und in logischer Abfolge zu massieren.

Während einer Unterrichtsstunde in den Vereinigten Staaten konnten wir eine Methode erproben, die uns praktisch und logisch erscheint. Sie beruht auf einer Einteilung des Fusses in 12 Abschnitte, die abwechselnd zuerst an dem einen, anschliessend an dem andern Fuss massiert werden, so dass ein Organ oder Organsystem bereits stimuliert ist, bevor man zum nächsten übergeht (Abbildung 12).

Art und Weise des Vorgehens

1. Linker Fuss:
   Bezirke 1 und 2

   Rechter Fuss:
   Bezirke 1 und 2

2. Linker Fuss:
   Bezirke 3 und 4

   Rechter Fuss:
   Bezirke 3 und 4

3. Linker Fuss:
   Bezirke 5 bis 9

   Rechter Fuss:
   Bezirke 5 bis 9

4. Linker Fuss:
   Bezirk 10

   Rechter Fuss:
   Bezirk 10

5. Linker Fuss:
   Bezirke 11 und 12

   Rechter Fuss:
   Bezirke 11 und 12

6. Linker Fuss:
   über der Ferse

   Rechter Fuss:
   über der Ferse (vgl. Seite 116)

7. Linker Fuss:
   um den Fuss herum

   Rechter Fuss:
   um den Fuss herum
   (vgl. Seite 118)

8. Streichbewegung an beiden Füssen (vgl. Seite 122)

9. Schleuderbewegung an beiden Füssen (vgl. Seite 122)

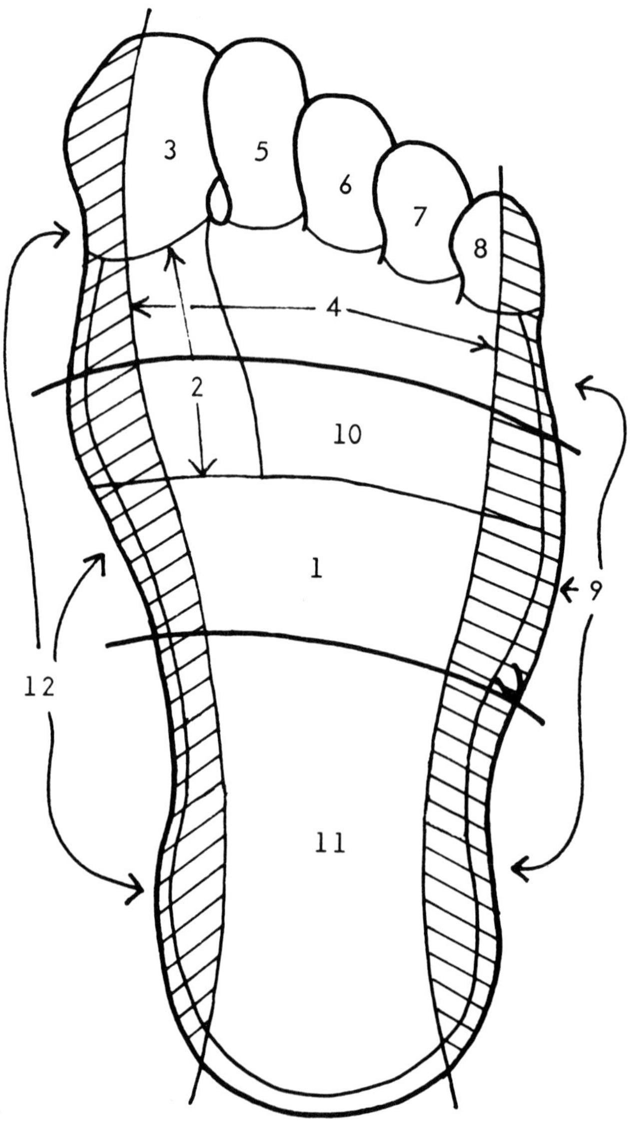

Abbildung 12

Auf den folgenden Seiten werden die verschiedenen der Reflexzonenmassage dienenden Bewegungen erklärt. Sie verfolgen zwei Ziele:

- Wirksamkeit und
- Kompetenz.

Um ein guter Masseur zu werden, ist man sehr auf diese beiden Qualitäten angewiesen.

Die Wirksamkeit der Reflexzonenbehandlung besteht darin, mit der kleinstmöglichen Anstrengung zu massieren.

Kompetenz in Reflexzonentherapie bedeutet, zu wissen, mit welchem Druck die verschiedenen Punkte zu massieren sind, ohne dass der Patient Schmerz verspürt oder Schaden erleidet.

Wir empfehlen die zwei folgenden Bewegungen:

- die „Raupenbewegung" des Daumens
- die „Raupenbewegung" der Finger.

Gut ausgeführt, erfasst die Raupenbewegung des Daumens wirksam die grossen Flächen. Die ebenfalls überaus nützlichen Raupenbewegung der Finger besteht dagegen in einer feineren Technik, die auch die für den Daumen schwerer zugänglichen Gegenden (z. B. zwischen den Zehen) erreicht.

Beschreibung der „Raupenbewegung“ des Daumens

Bevor man die Reflexzonenmassage praktiziert, ist es ratsam, sich die folgenden Bewegungen gut zu eigen zu machen:

- die Daumenkuppe flächig auf den Fuss setzen; die anderen vier Finger halten den Fuss und geben dem Daumen eine gewisse Kraft,

- dann den Daumen ganz sanft so beugen, dass die beiden Gelenke einen Winkel von 90° bilden.

(Abbildung 13)

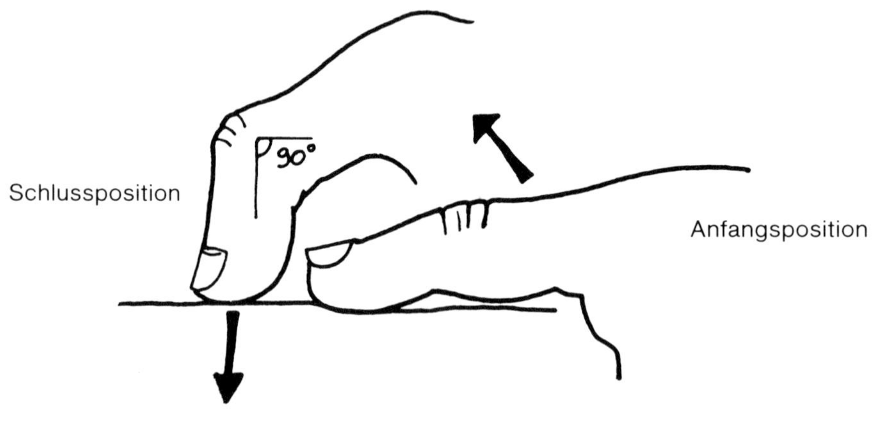

Abbildung 13

In dieser Position von 90° mit der Daumenspitze fest auf die Haut des Fusses drücken. Es ist von grösster Wichtigkeit, eine genaue Bewegung auszuführen und sich vorzustellen, dass sich jede dieser Pressionen an Hunderte kleiner, ganz genauer Punkte auf der Fussoberfläche richtet (Abbildung 14).

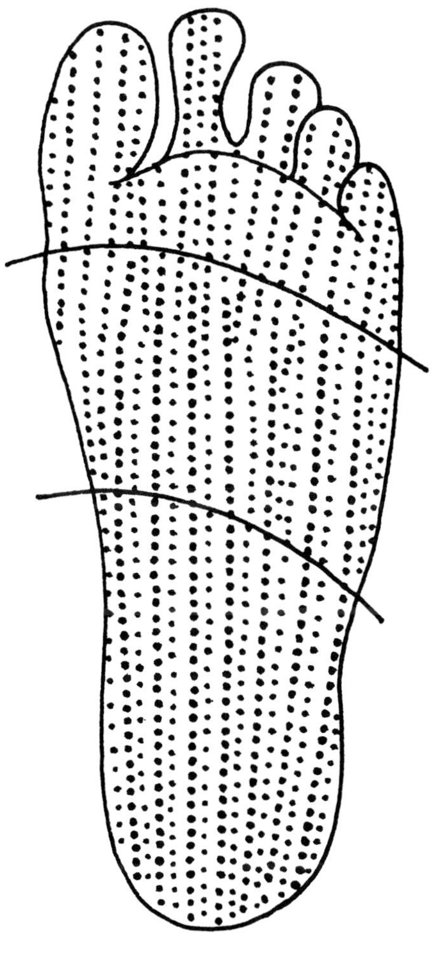

Abbildung 14

Dieser Druck wird nur einen Augenblick aufrechterhalten (einige Sekunden), dann ist das Daumengelenk entspannt; der Druck wird unterbrochen. Es folgt eine Kippbewegung der Daumenkuppe, die dem Daumen ein leichtes Vorwärtskommen gestattet, und der Vorgang beginnt von neuem (Abbildung 15).

Der Stützpunkt des Daumens verlagert sich von A nach B, in einer Kippbewegung, wobei die Oberfläche der Fusshaut nicht verlassen wird. (Den Daumen vor allem nicht „stossen".)

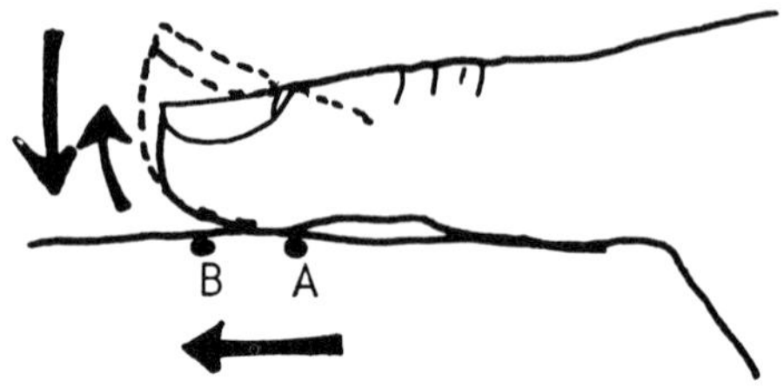

Abbildung 15

Diese Bewegung ist dem Sich-Fortbewegen einer Raupe vergleichbar und vollzieht sich immer nach vorn hin. Das bei der „Raupenbewegung" der Finger angewandte Vorgehen ist das gleiche wie das oben beschriebene.

Diese beiden Bewegungen bilden – vereint mit einem guten Festhalten des Fusses wie auch einer adäquaten Kraft – die Grundlage für die in der Reflexzonentherapie benutzten Techniken.

Bei einer ersten Massage wird der ganze Fuss unter besonderer Berücksichtigung der empfindlichen Bereiche massiert. Diese erste Massage wird mit mittlerem, jedoch niemals schmerzhaftem Druck ausgeführt. Die sensiblen Stellen werden auf einer ad hoc für die massierte Person angelegten Karte eingetragen (Abbildung 16).

Diese Karte kann während mehrerer Sitzungen benutzt werden. In einem solchen Fall ist es empfehlenswert, bei jeder Sitzung ein anderes Symbol (Punkt, Dreieck, Quadrat usw.) zur Darstellung der auf dem Fuss ausgemachten empfindlichen Punkte zu verwenden.

Beispiel: 5. Januar 1989: □
14. Januar 1989: ○

So ist es bei jeder neuen Massage möglich, zu überprüfen, ob die notierten Stellen immer noch empfindlich sind oder ob sie allmählich abklingen.

NAME:
ADRESSE:
TEL.:
ALTER:
GEWICHT:
GRÖSSE:

Auf der Rückseite dieser Karte werden vermerkt:
AKTUELLE PROBLEME:
VORGESCHLAGENES PROGRAMM:
DATUM UND SYMBOL:

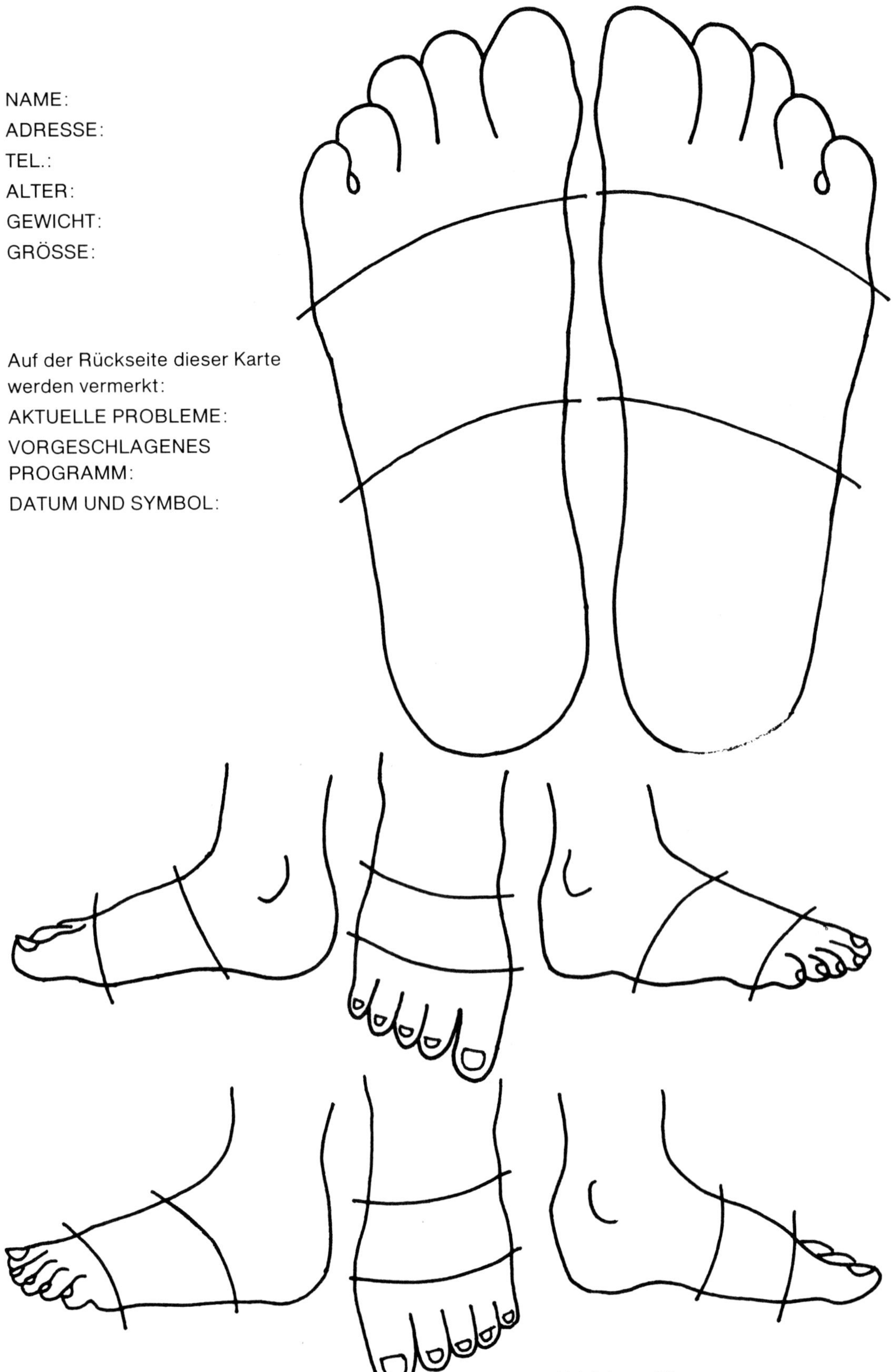

Abbildung 16

Was die Menge der notwendigen Pressionen betrifft, so gibt es eine Vielfalt von Meinungen entsprechend den verschiedenen Schulen für Reflexzonentherapie.

Es ist ganz klar, dass der Zustand des Fusses, seine Sensibilität, das Alter des Patienten und sein Gesundheitszustand den angewandten Druck beeinflussen. Die spektakulärsten Therapieergebnisse der Reflexzonenbehandlung bemessen sich allerdings nicht nach der Stärke des Massagedrucks – im Gegenteil!

Andererseits betonen gewisse Schulen, wie die von Hanne Marquardt, die Bedeutung folgender Theorie:

- ein starker Druck beruhigt
- ein schwacher Druck regt an.

Es kommt darauf an, dass man selber eine persönliche Technik zu erarbeiten versucht, die sich auf Erfahrung, auf das Feedback des Patienten und auf eigene Beobachtungen wie auch auf solche anderer Fachleute in diesem Beruf gründet.

Die Wirksamkeit der Reflexzonenmassage ergibt sich aus dem Verhältnis von Persönlichkeit und Kompetenz des Therapeuten zur Persönlichkeit und zu den Bedürfnissen der massierten Person. Je offener der Reflexzonentherapeut ist, je besser er zu relativieren weiss, dem anderen aufmerksam begegnen kann, sich selber immer wieder in Frage stellt, um so mehr ist er zu helfen imstande.

Massage der Zone 1

- Beginnen Sie die Reflexzonenmassage mit der Zone 1, die sich auf der linken Fusssohle befindet (Abbildung 17).

Diese Zone markiert die Cardia (linker Fuss), die Lungen, die Bronchien, die Milz (linker Fuss) sowie das Sonnengeflecht, den Magen, die Nebennieren und die Nieren, die Gallenblase (auf dem rechten Fuss), die Leber (hauptsächlich auf dem rechten Fuss) und die Bauchspeicheldrüse (hauptsächlich auf dem linken Fuss).

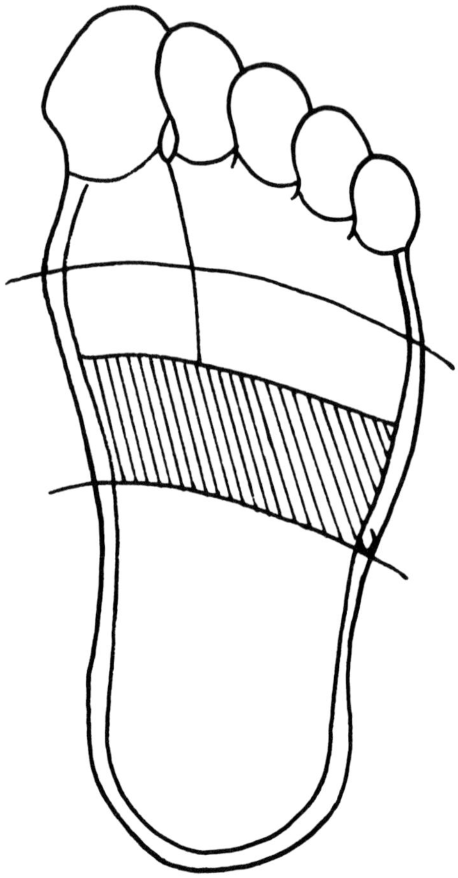

Abbildung 17

- Halten Sie die Zehen des Fusses mit Hilfe des Daumens und des Zeigefingers der nicht massierenden Hand, indem Sie hier eine Flexionsbewegung der Zehen in Richtung Knie des Patienten mit Druck ausführen.

- Legen Sie die vier Finger der massierenden Hand auf diejenigen der anderen Hand (um einen schmerzhaften Druck auf den Fussrücken zu vermeiden). Beginnen Sie den Massagevorgang mit dem Daumen von der Fussinnenseite zur Fussaussenseite. Sobald Sie die Grenze der Zone 1 erreicht haben, lassen Sie Ihren Daumen zum Ausgangspunkt gleiten, ganz sanft, ohne die Hautoberfläche des Fusses zu verlassen.

- Beginnen Sie von neuem die Raupenbewegung des Daumens, wobei Sie die sensiblen Punkte suchen und bestimmen (Abbildung 18).

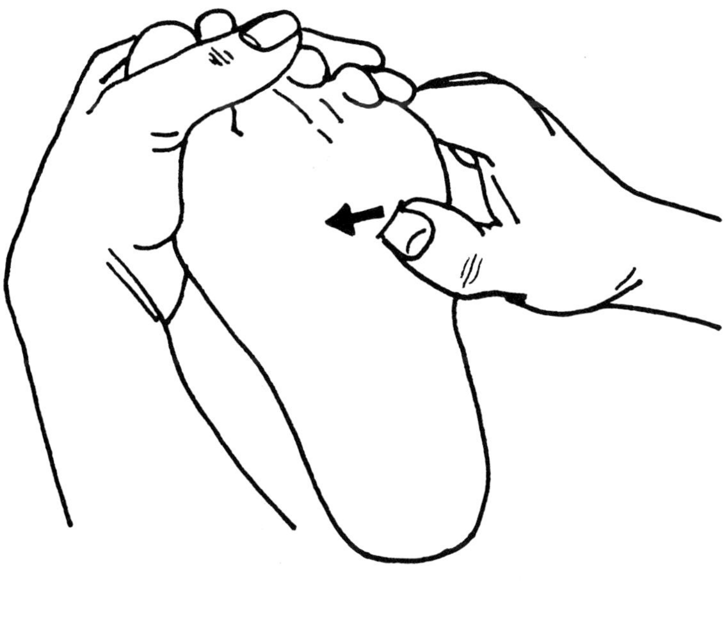

Abbildung 18

Massage der Zone 2

Als erstes muss bei Beginn der Massage von Zone 2 der an der Basis der grossen Zehe befindliche Bereich gründlich massiert werden (Abbildung 20).

Diese Zone repräsentiert die Schilddrüse, die Nebenschilddrüsen, einen Teil der Halswirbelsäule, der Rückenwirbelsäule, des Herzens, des Halses und des Nackens (Abbildung 19) sowie den Magen und einen Teil der Bauchspeicheldrüse.

Anschliessend massieren Sie genau diese ganze Zone 2; beginnen Sie am linken Fuss (Abbildungen 20 und 21).

Beachten Sie hierbei, dass die Zehen durch die Finger der Hand, die gerade nicht massiert, gestützt werden.

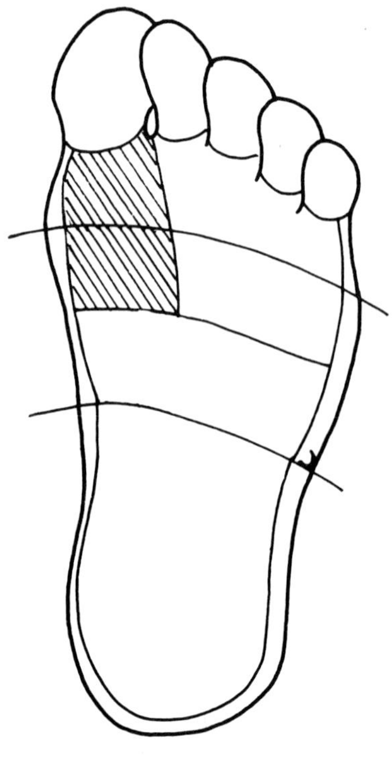

Abbildung 19

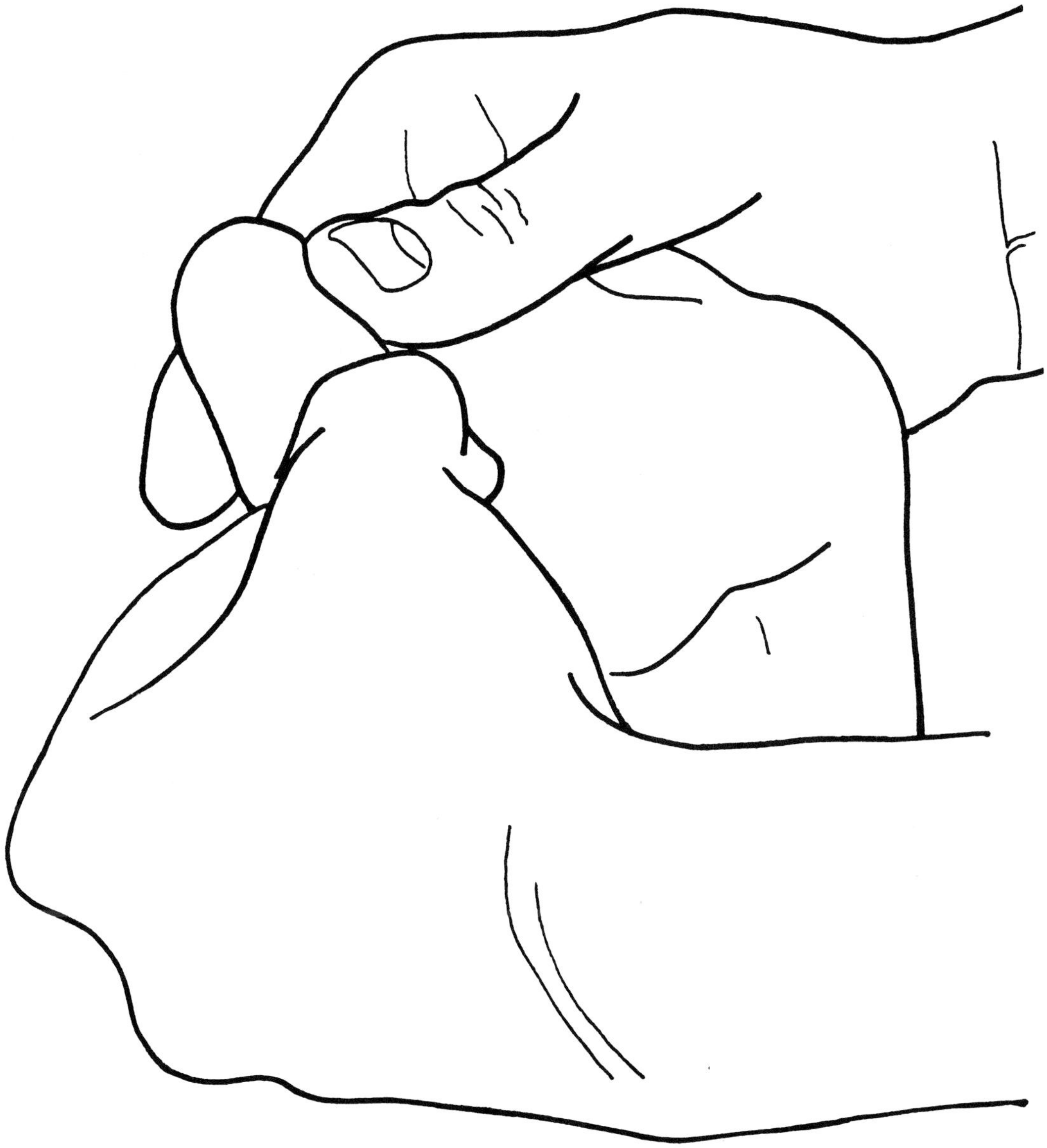

Abbildung 20

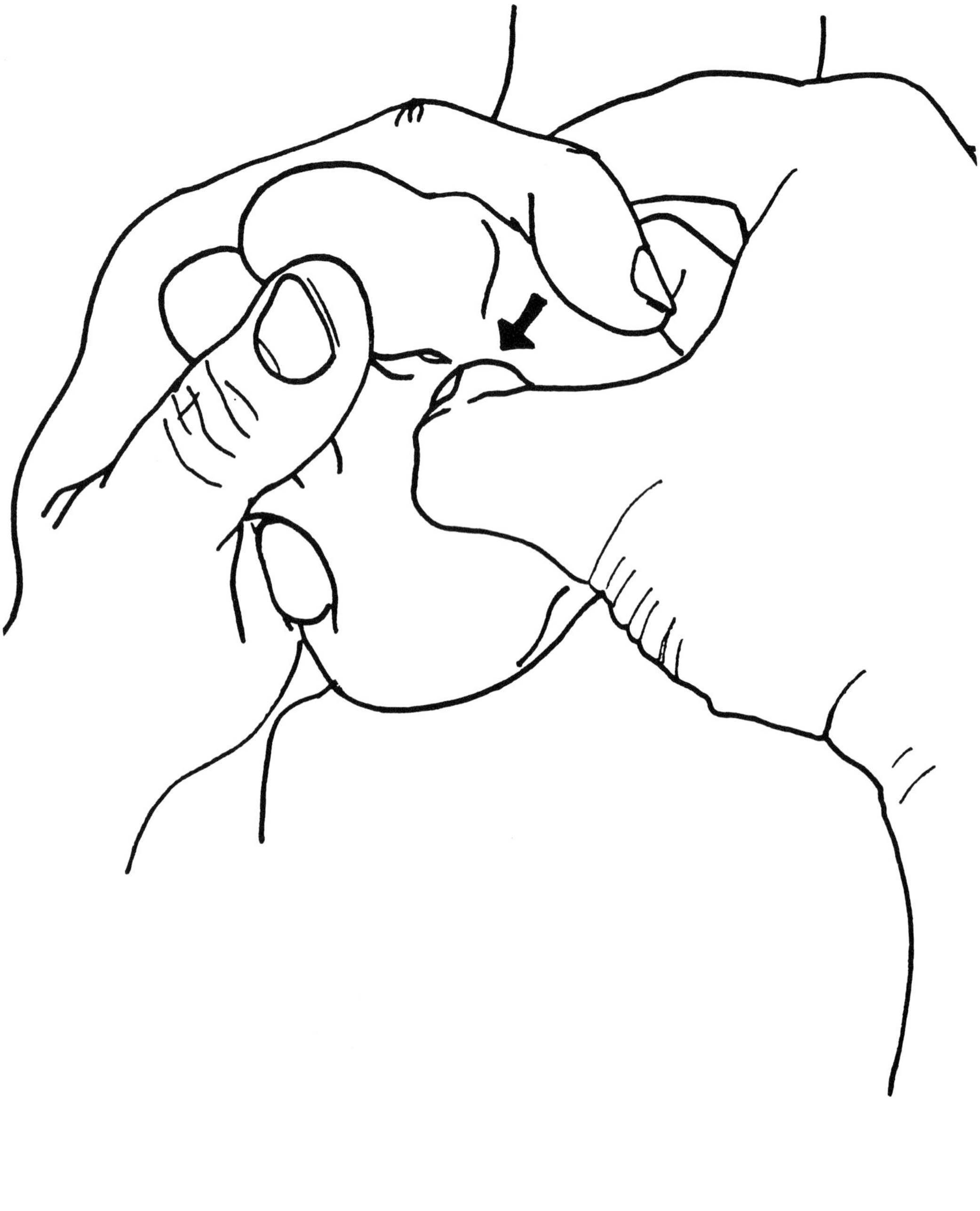

Abbildung 21

Massage der Zone 3

Massieren Sie anschliessend die Zone 3 (Abbildung 22), eine der wichtigsten, denn sie entspricht der Kopfoberfläche, der Hypophyse, dem Gehirn und einem Teil der Halswirbelsäule.

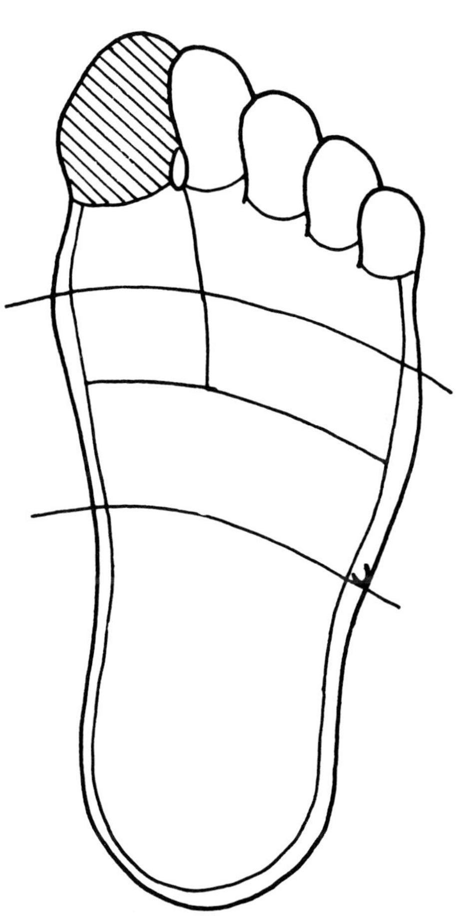

Abbildung 22

In diesem Stadium empfiehlt es sich, an der Innenseite der grossen Zehe des linken Fusses zu beginnen, bis zu ihrer Spitze hinauf – und wieder hinunterzugehen und so weiter. Dabei wird stets die Raupenbewegung ausgeführt (Abbildung 23).

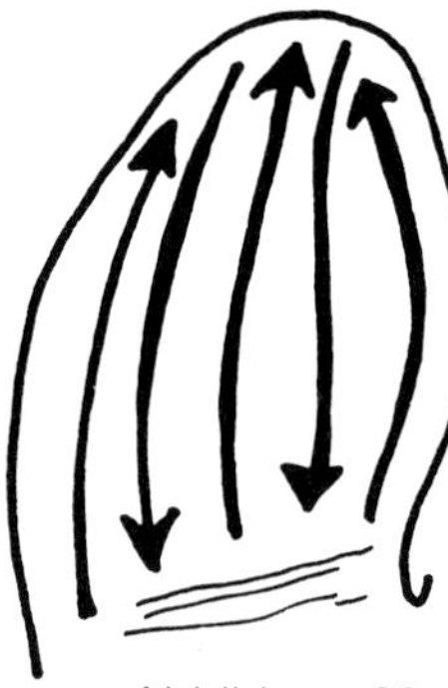

Abbildung 23

Es ist sehr wichtig, die grosse Zehe mit der nicht massierenden Hand zu stützen, damit der Massageerfolg nicht durch ein Hin- und Herbewegen der Zehe verlorengeht. (Abbildungen 24 und 25 zeigen den *linken* Fuss und Abbildungen 26 und 27 den *rechten* Fuss.)

Während der ersten Massagen erweist sich die Mitte der grossen Zehe häufig als sensibel. Dafür scheint die mit diesem Punkt in Beziehung stehende Hypophyse verantwortlich zu sein. Manche Masseure gehen davon aus, dass die Hypophyse an genau der Stelle „reflektiert" wird, an welcher die Digitaleindrücke der grossen Zehe* beginnen. Ebenso ist es bei den Daumen der Hände (Abbildung 28). Dies würde bedeuten, dass die Hypophyse nicht bei jedem Menschen an der gleichen Stelle reflektiert wird.

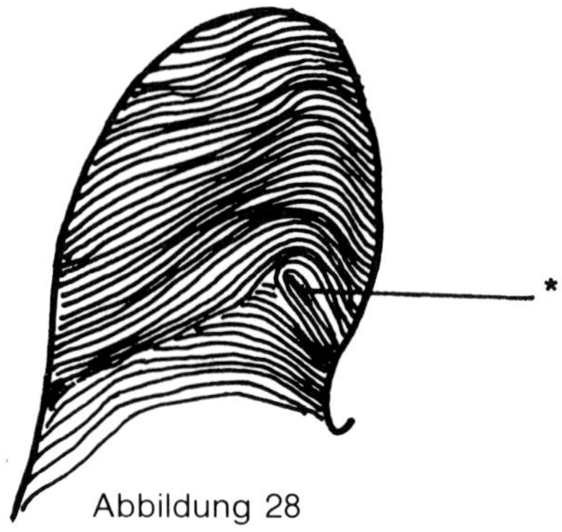

Abbildung 28

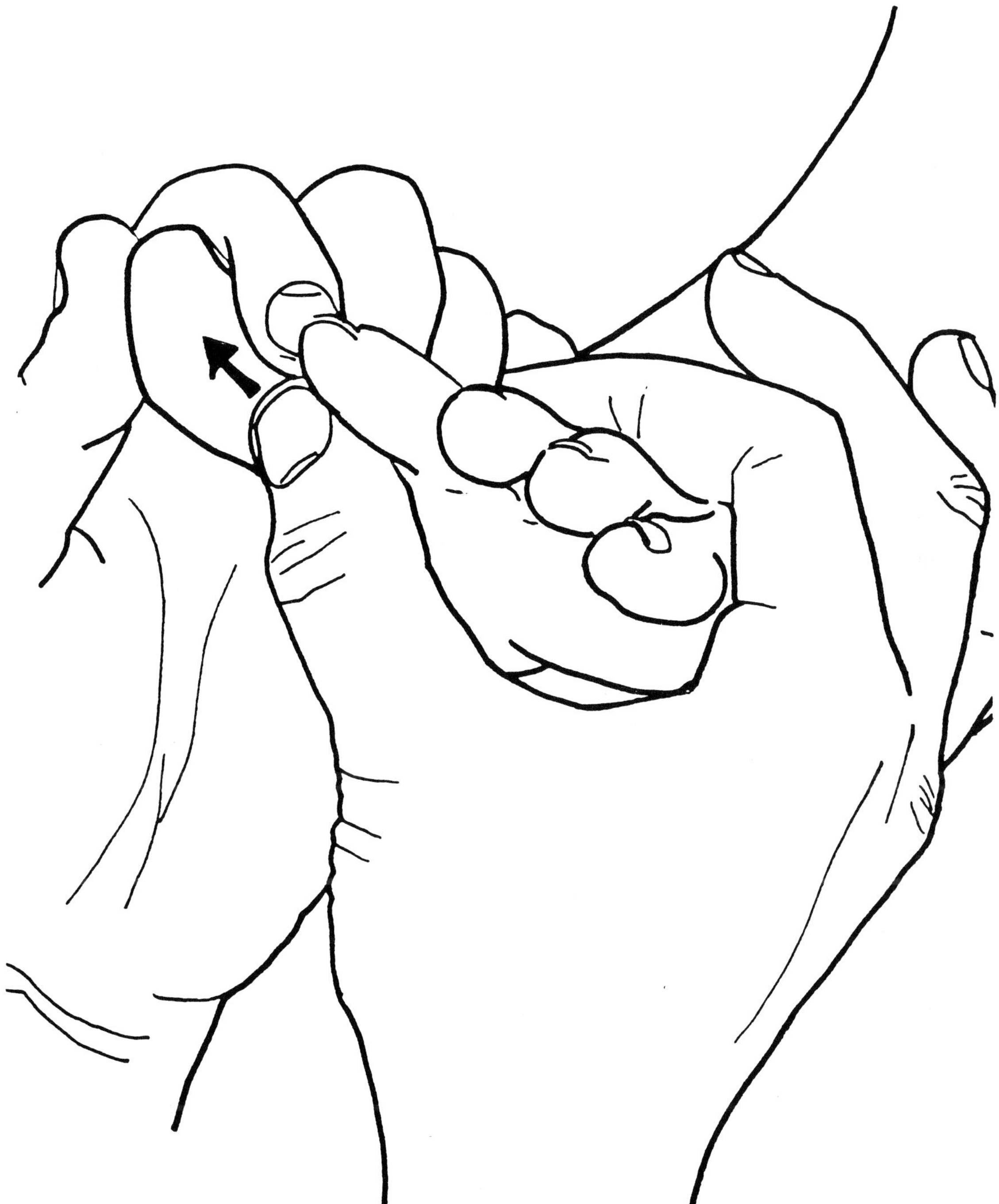

Abbildung 24

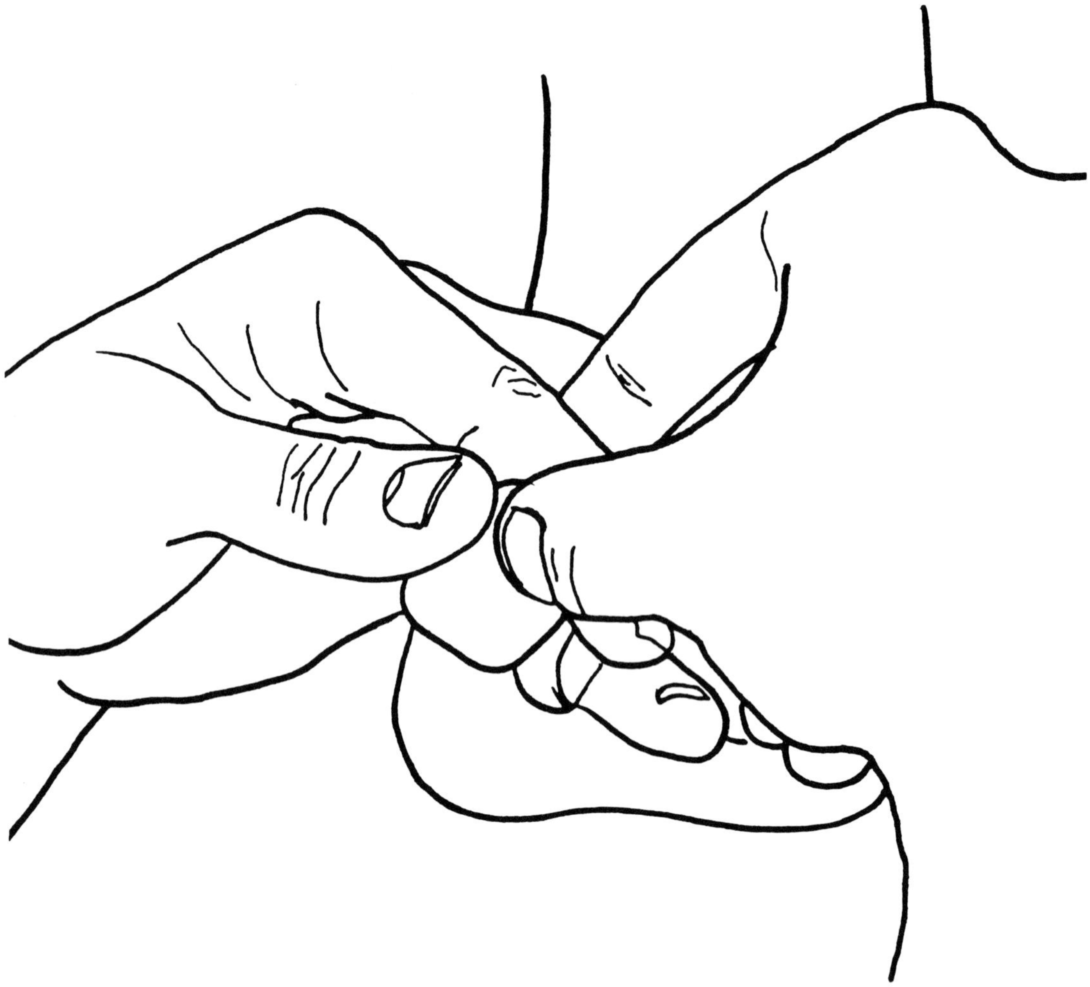

Abbildung 25

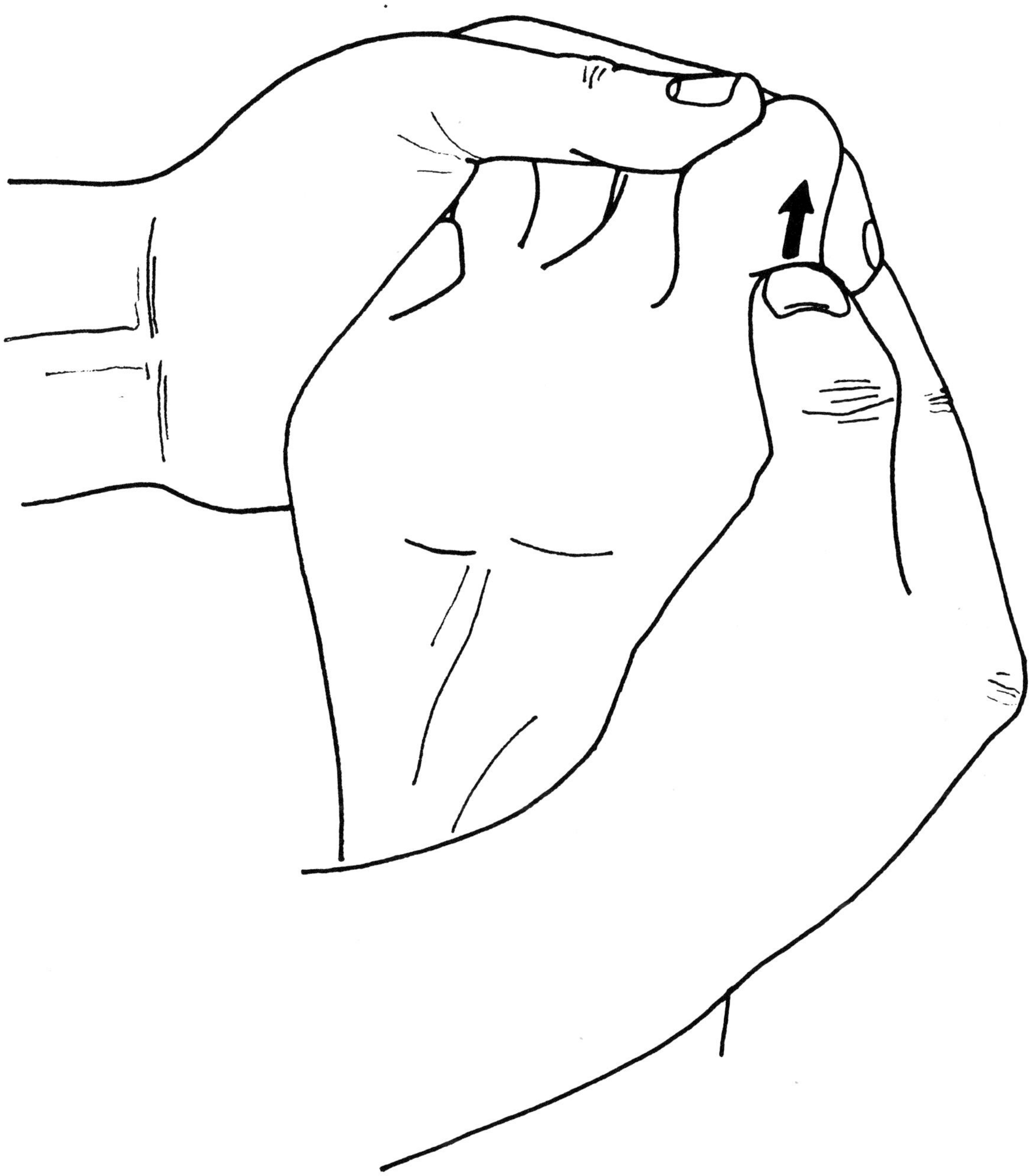

Abbildung 26

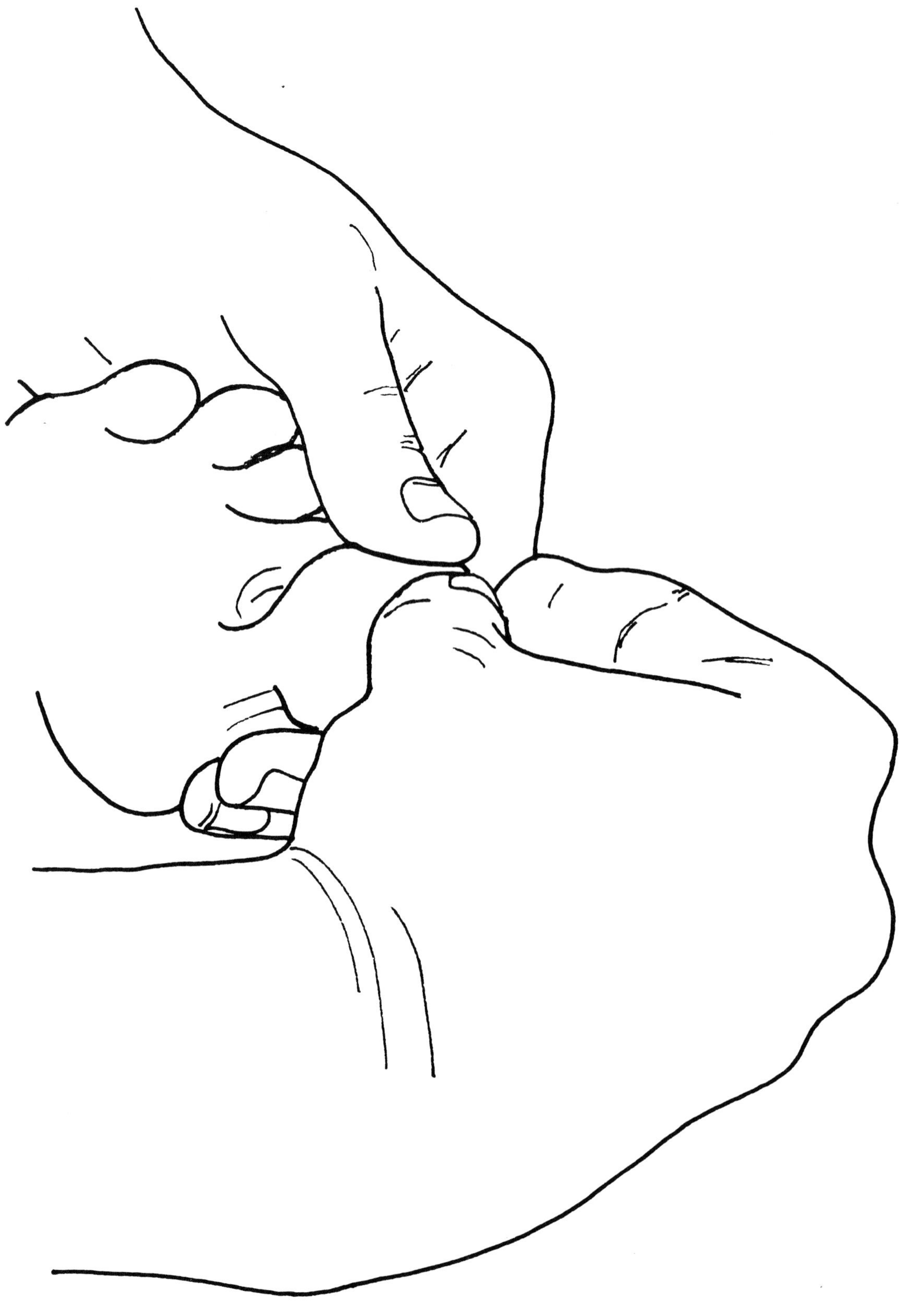

Abbildung 27

Massage der Zone 4

Massieren Sie anschliessend die Zone 4 (Abbildung 29). Diese Zone repräsentiert die Ohren, die Augen, die Nebenschilddrüsen, den Nacken, den Hals und einen Teil der Schilddrüse.

Es wird empfohlen, zunächst die vier Finger der massierenden Hand an die Basis der Zehen zu legen und so am linken Fuss eine Serie von Pressionen auszuüben (Abbildungen 30 und 31), dann die Raupenbewegung aufzunehmen, um so von neuem zu derselben Zone zu gelangen (Abbildungen 32 und 33).

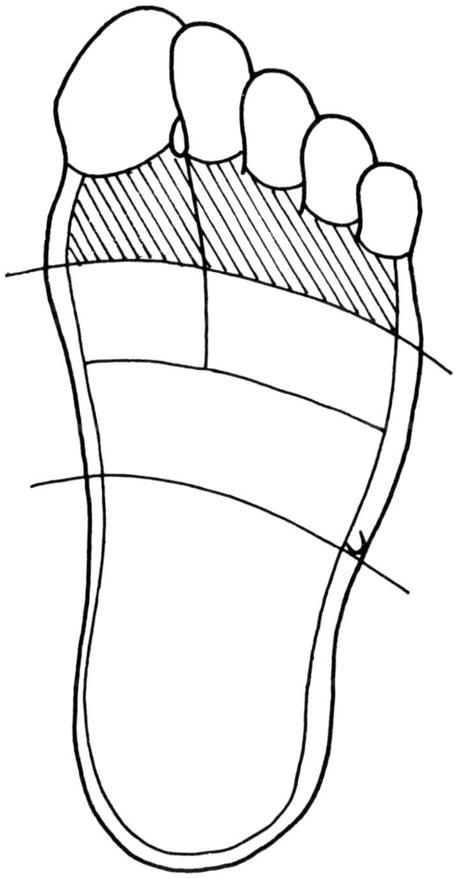

Abbildung 29

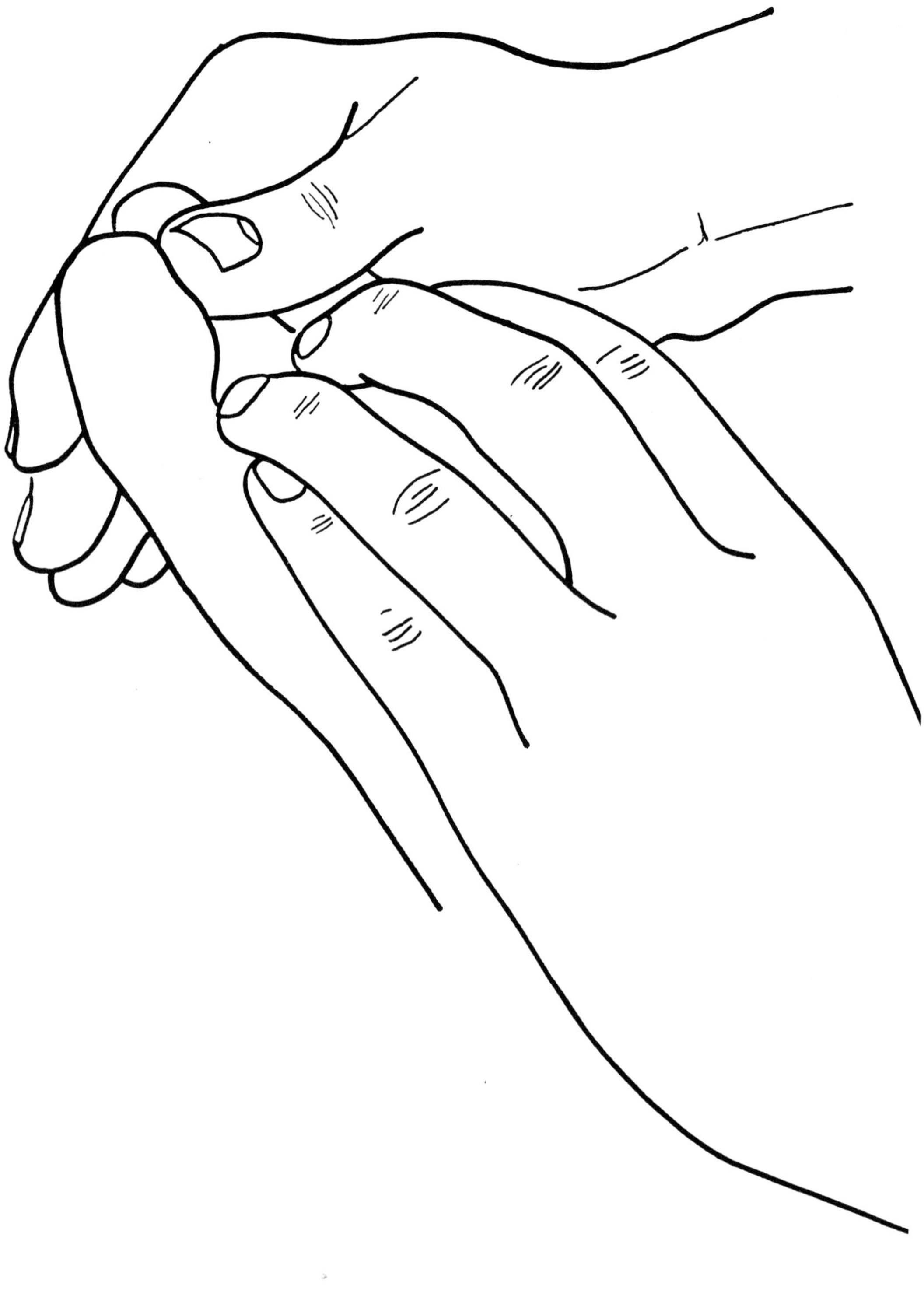

Abbildung 30

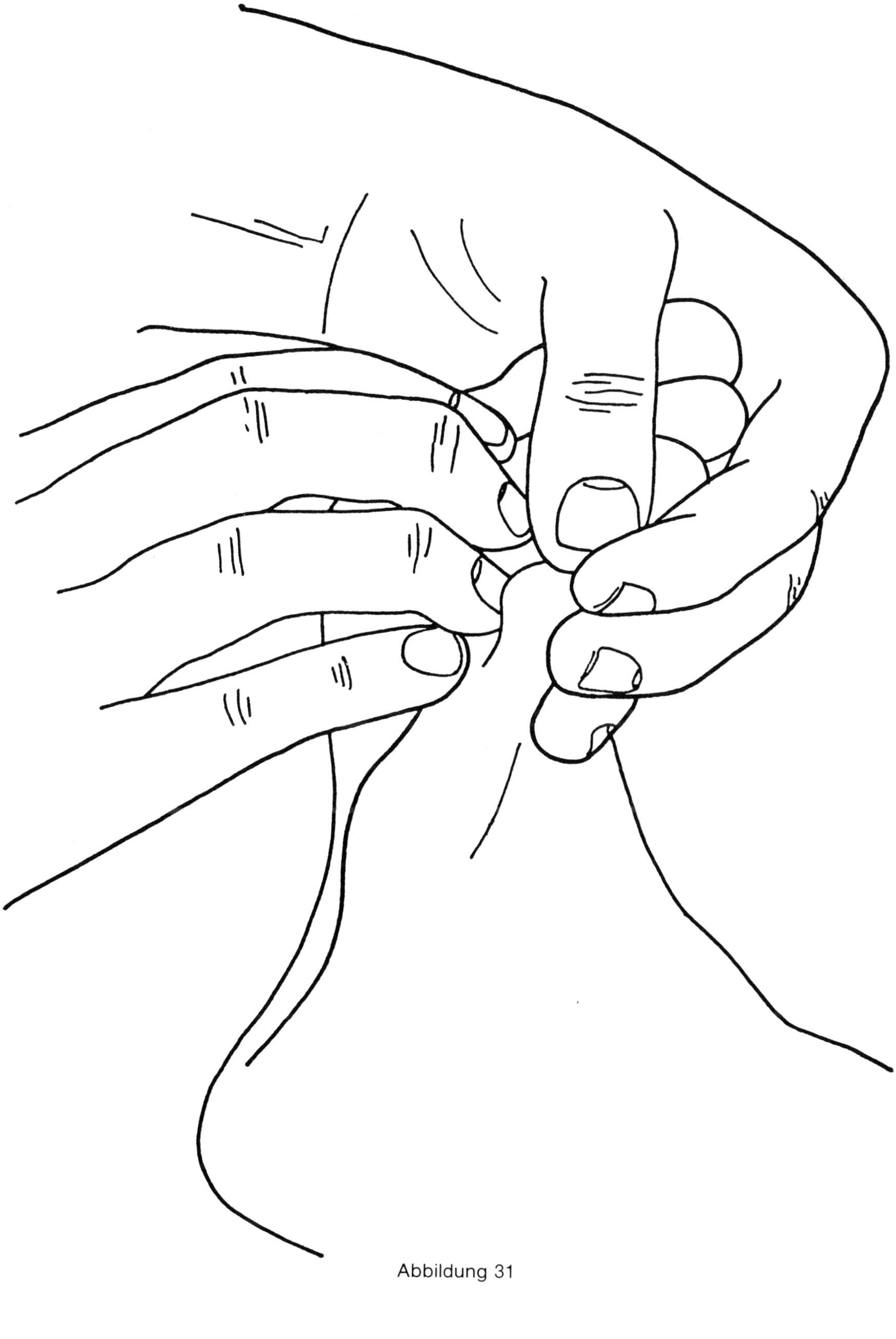

Abbildung 31

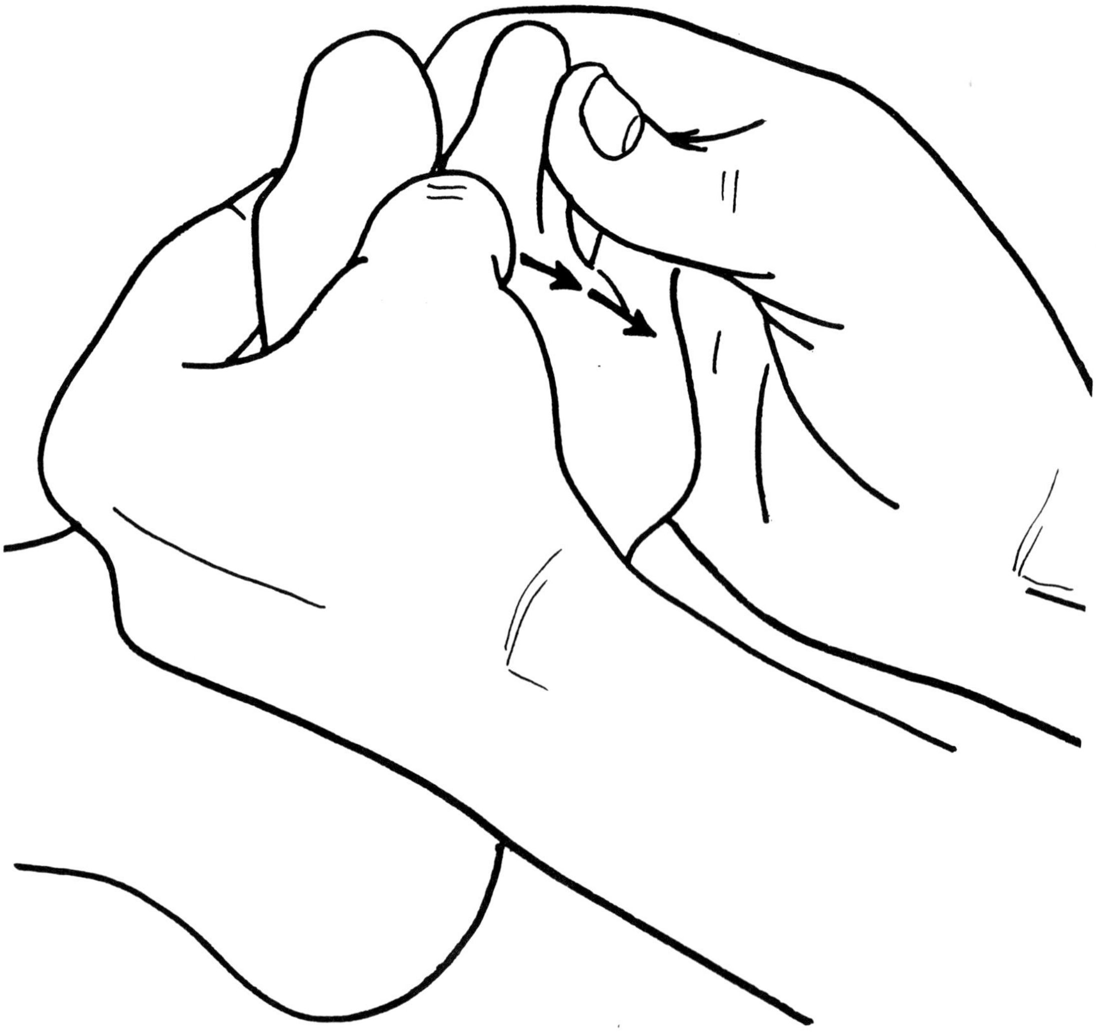

Abbildung 32

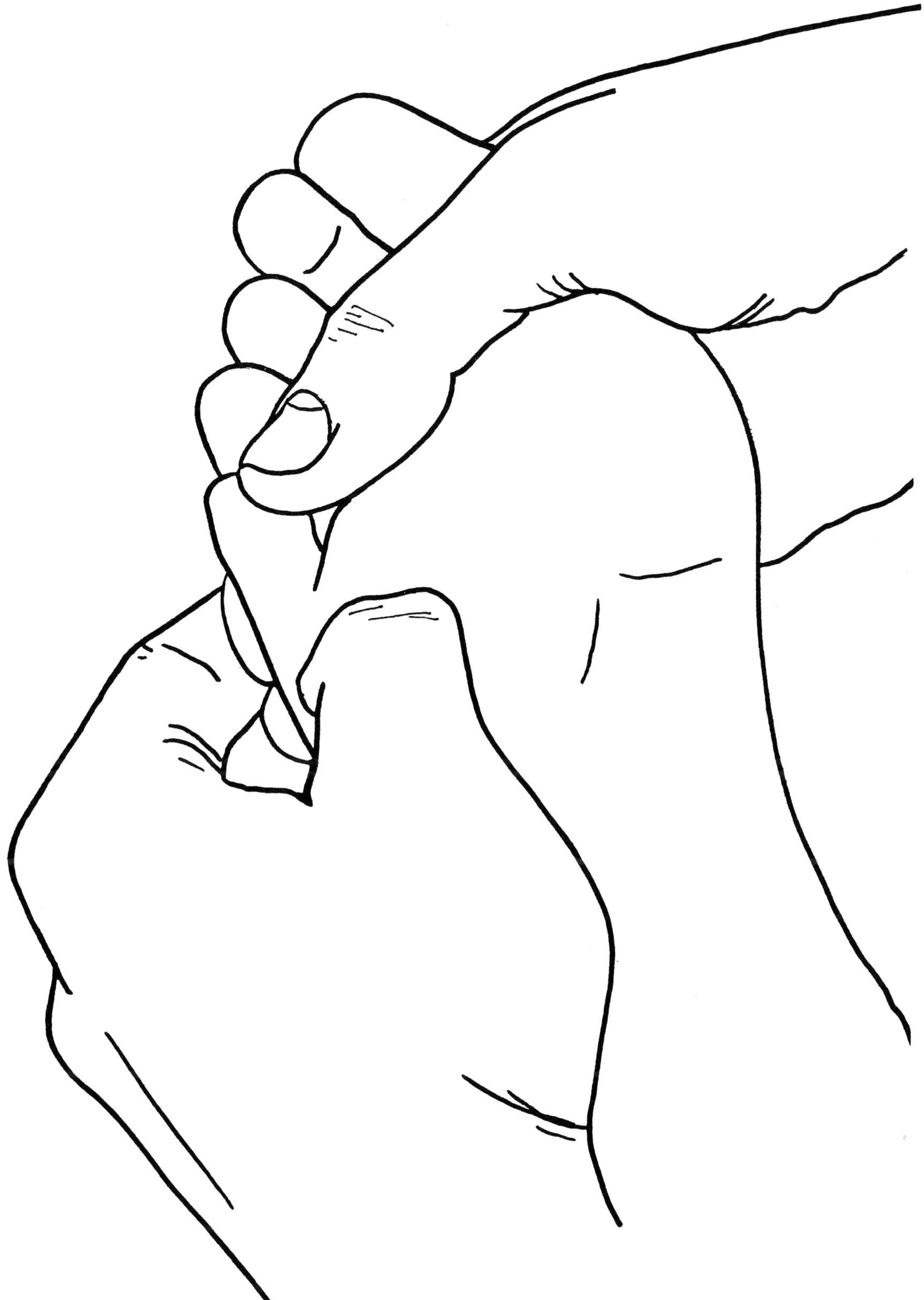

Abbildung 33

Massage der Zone 5

Jetzt nehmen Sie die Massage der Zone 5 vor (Abbildung 34). Diese Zone umfasst die Sinusreflexe, die Augen und die Nebenschilddrüsen.

Es empfiehlt sich, die Zehe fest zwischen Daumen und Zeigefinger sowie dem Mittelfinger der nicht massierenden Hand zu halten (Abbildungen 35 und 36). Die Bewegung muss die ganze Zehe von oben nach unten und von unten nach oben bedecken – wie das bei der grossen Zehe gehandhabt wurde. Wenn es zu schwierig ist, diese Bewegung mit dem Daumen auszuführen, kann man den Zeigefinger benutzen. Dabei ist stets die Raupenbewegung anzuwenden.

Manche Therapeuten sind der Überzeugung, dass diese Zehe in Beziehung zum Herzen steht und dass Herzpatienten an dieser Stelle manchmal sehr empfindlich sind.

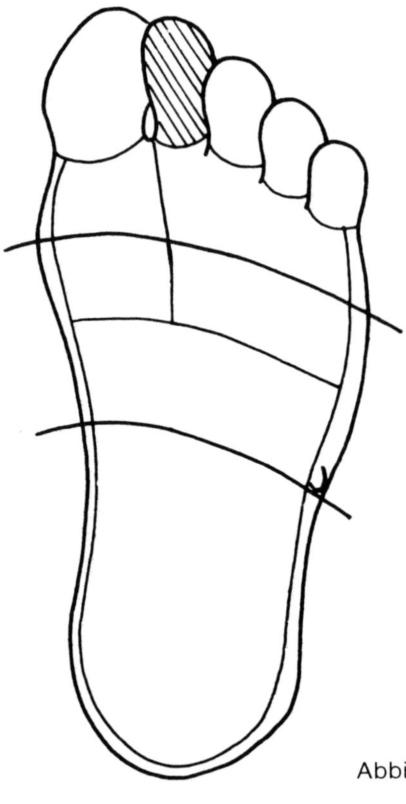

Abbildung 34

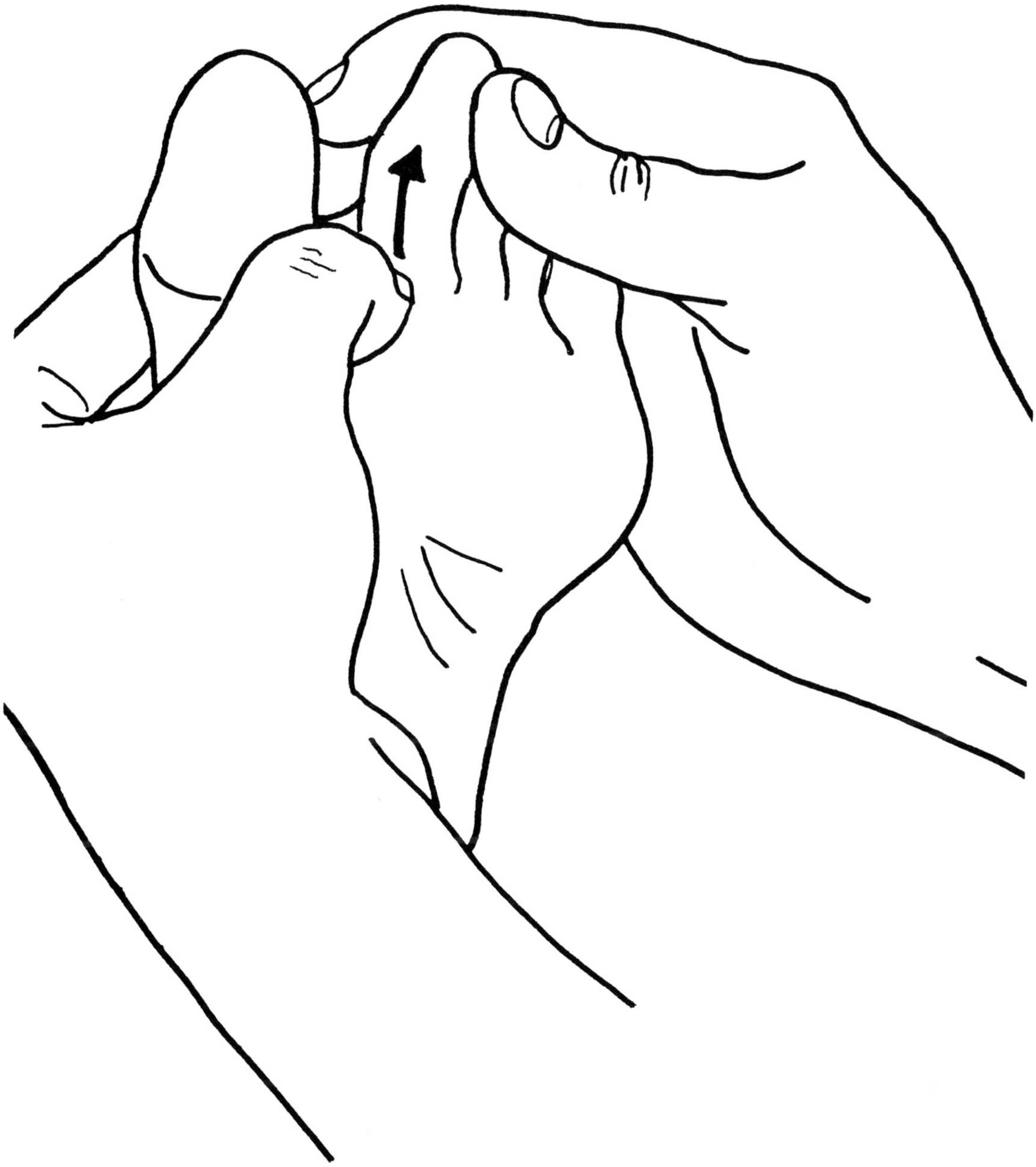

Abbildung 35

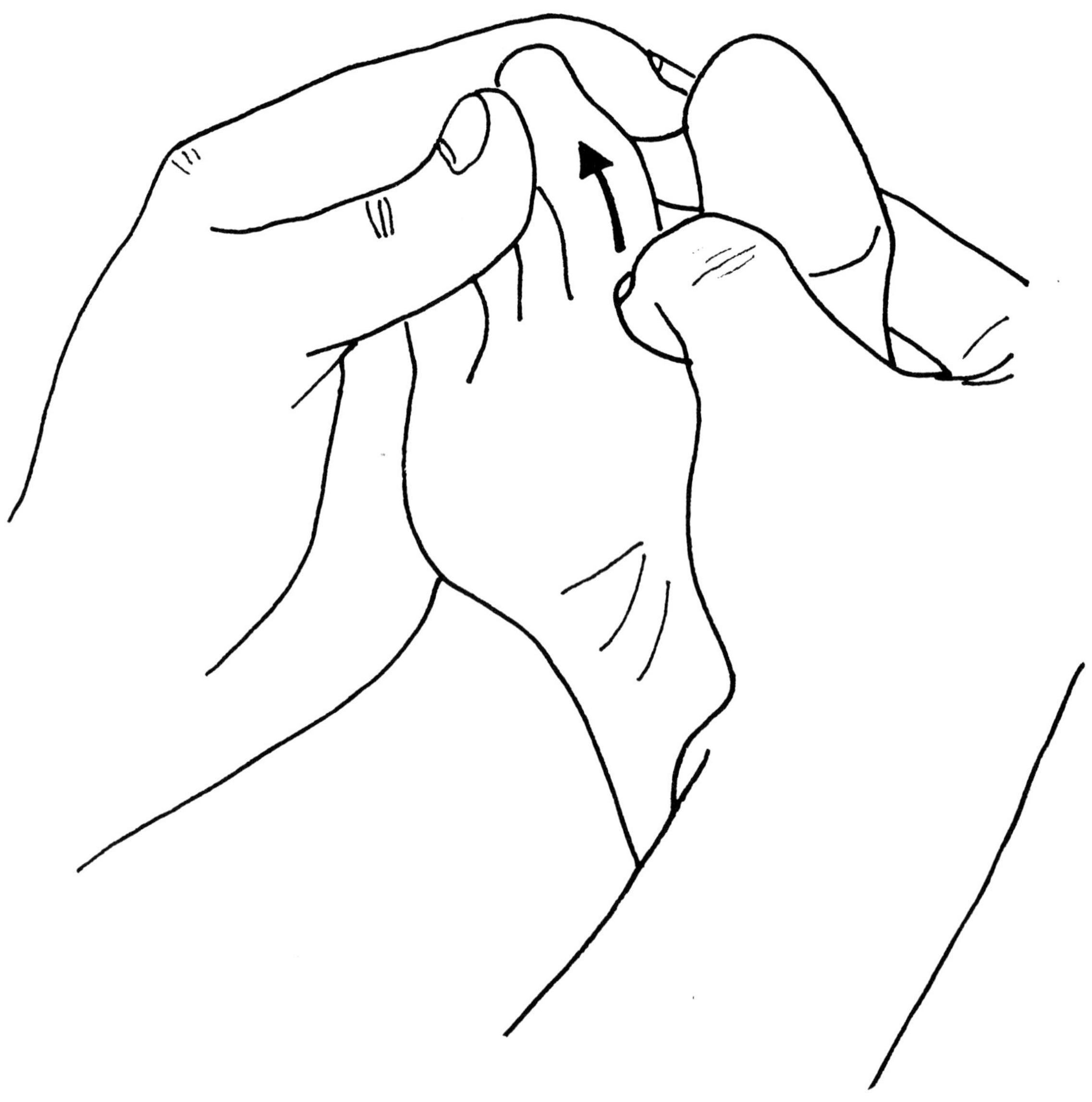

Abbildung 36

Massage der Zone 6

Massieren Sie anschliessend die Zone 6 (Abbildung 37). Diese Zone umfasst einen Teil der Sinusreflexe sowie der Augen. Die Massage erfolgt wie unter „Zone 5" (S. 84) beschrieben (Abbildungen 38 und 39).

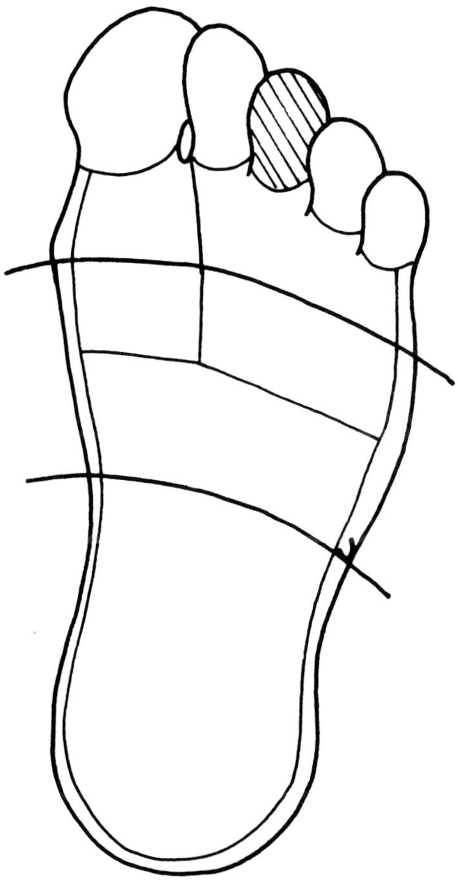

Abbildung 37

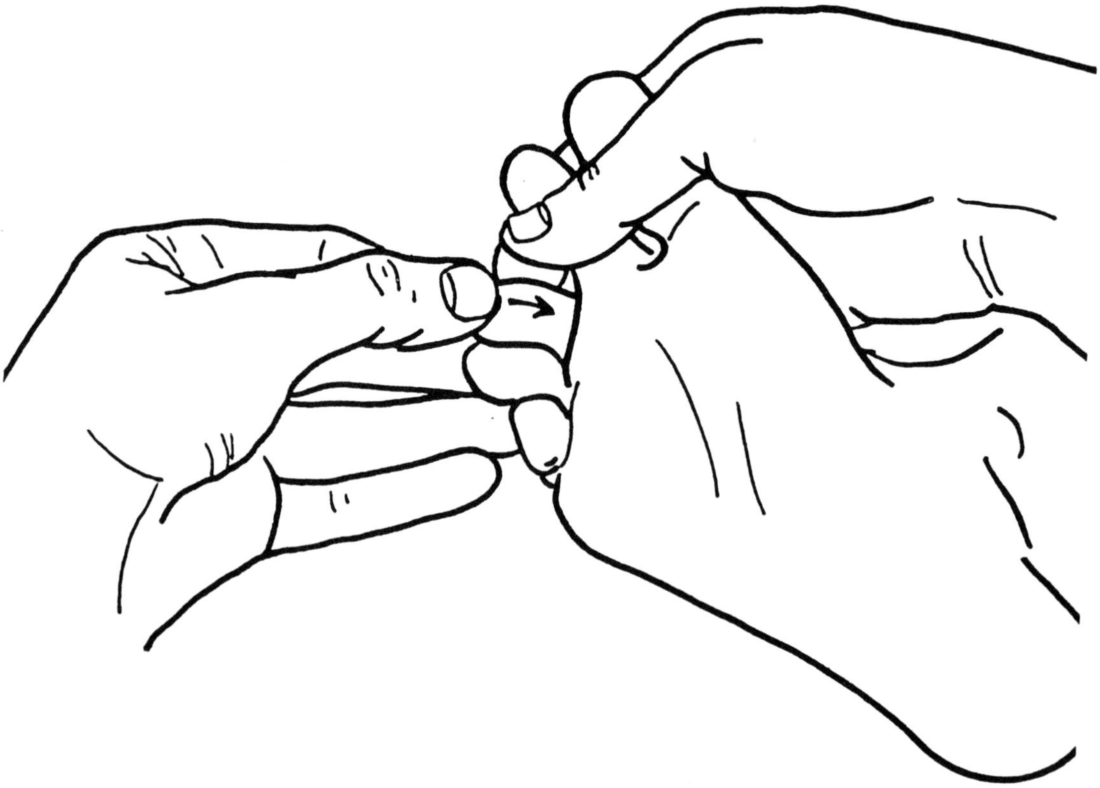

Abbildung 38

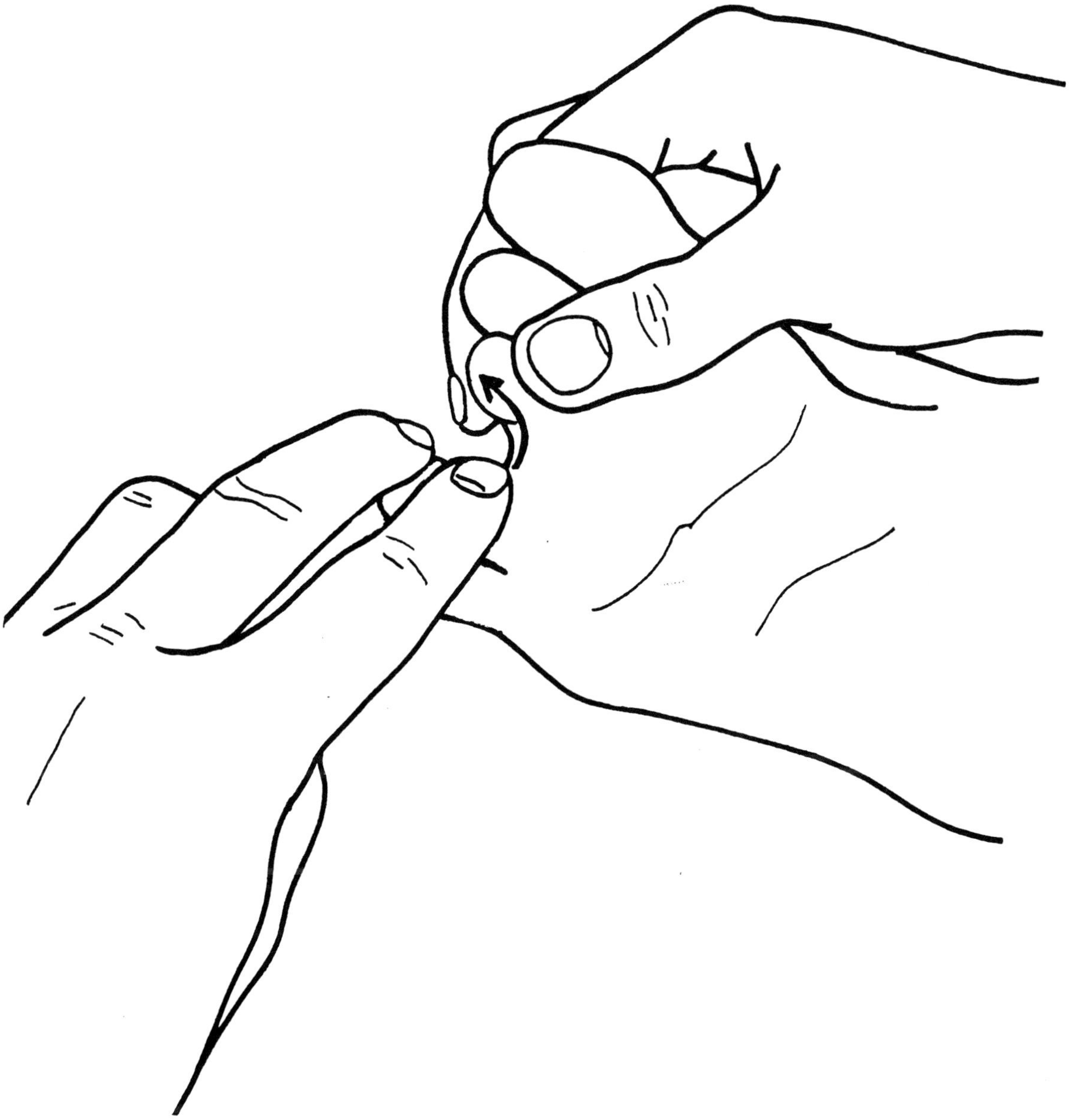

Abbildung 39

Massage der Zone 7

Setzen Sie die Massage bei Zone 7 (Abbildung 40) fort. Diese Zone repräsentiert einen Teil der Nebenhöhlen und der Ohren.

In diesem Bereich ist es im allgemeinen schwierig, eine verhältnismässig kleine Zehe zu massieren, während man sie gleichzeitig mit der anderen Hand hält.

Demjenigen, welcher die Reflexzonenmassage durchführt, wird empfohlen, die ihm am meisten zusagende Bewegung herauszufinden, indem er verschiedene Möglichkeiten, diese Zehe zu halten, ausprobiert (Abbildung 41).

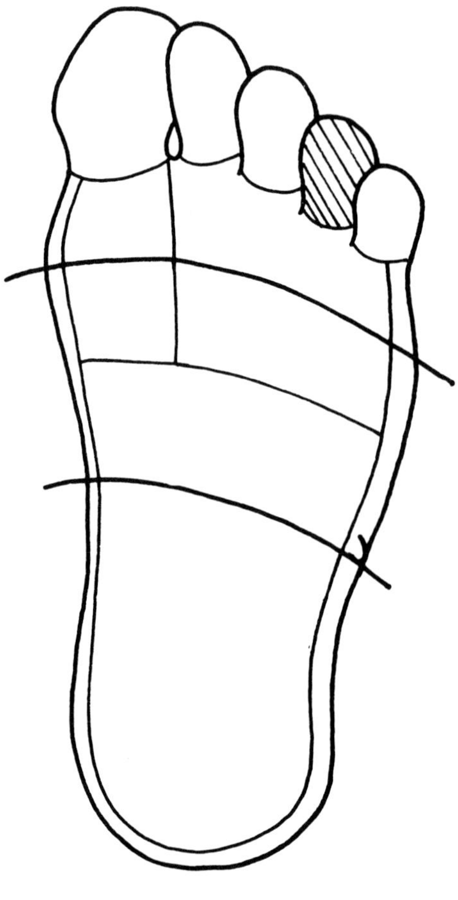

Abbildung 40

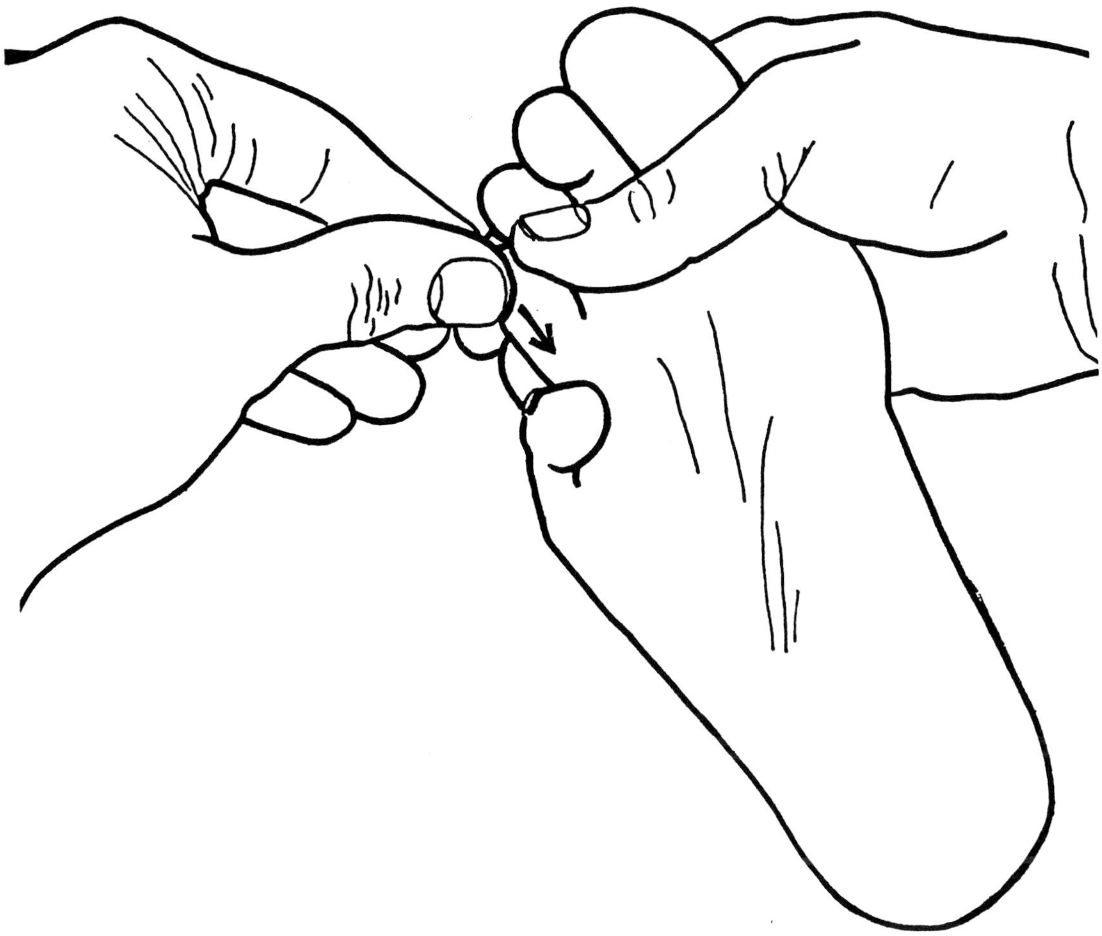

Abbildung 41

Massage der Zone 8

Im Anschluss daran massieren Sie die Zone 8 (Abbildung 42). Diese Zone umfasst einen Teil der Sinusreflexe und der Ohren sowie, an der äusseren Basis der Zehe, einen kleinen Teil der Schulter.

Hier wiederum liegt es am Therapeuten, die beste Position zur Massage der kleinen Zehe herauszufinden. In dieser Gegend finden sich häufig Hühneraugen, Schwielen und Deformationen. Es ist ratsam, um sie herum zu massieren, falls sie schmerzen (Abbildung 43).

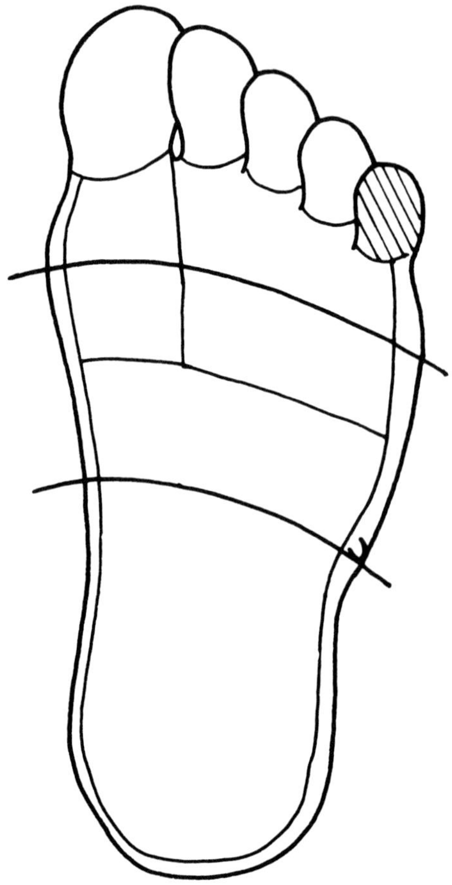

Abbildung 42

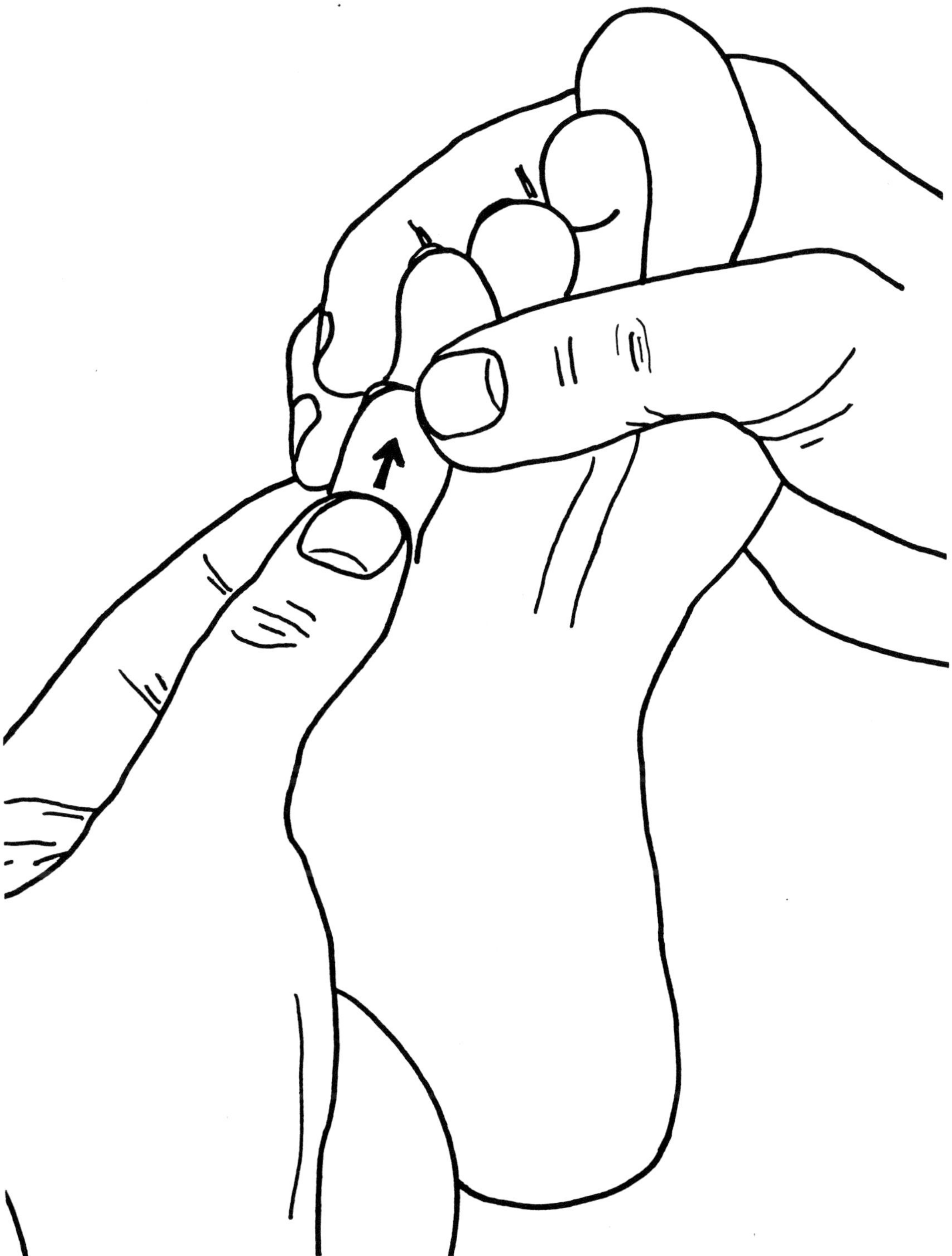

Abbildung 43

Massage der Zone 9

Gehen Sie dann zur Zone 9 über (Abbildung 44). Diese Zone umfasst von oben nach unten: einen Teil der Sinusreflexe, einen Teil der Ohren, die Schultern, die Arme, die Ellbogen. Sie kann ferner einen Teil des absteigenden Dickdarms (linker Fuss) sowie des aufsteigenden Dickdarms (rechter Fuss) repräsentieren.

Es empfiehlt sich, den ganzen Fuss gut mit der nicht massierenden Hand unter der Ferse zu stützen und in Raupenbewegung des Daumens am Fuss entlang hochzugehen (Abbildung 45). Man kann den Fuss aber auch leicht nach innen kehren und dann die Massage nach unten gehend ausführen.

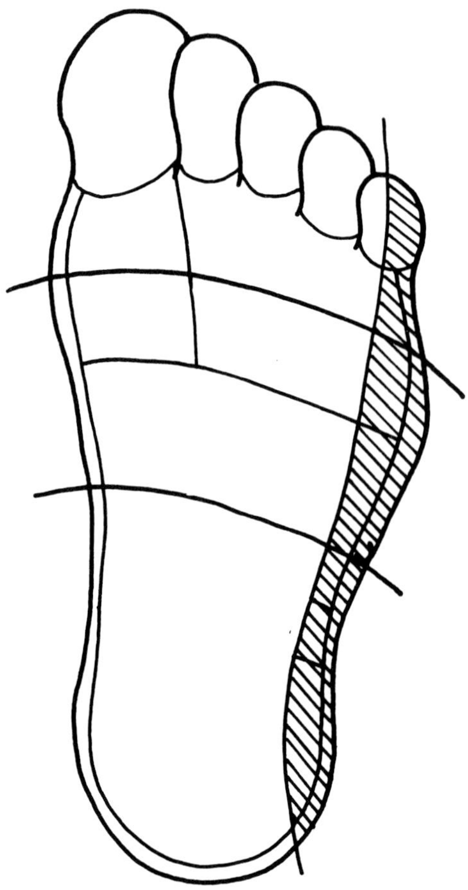

Abbildung 44

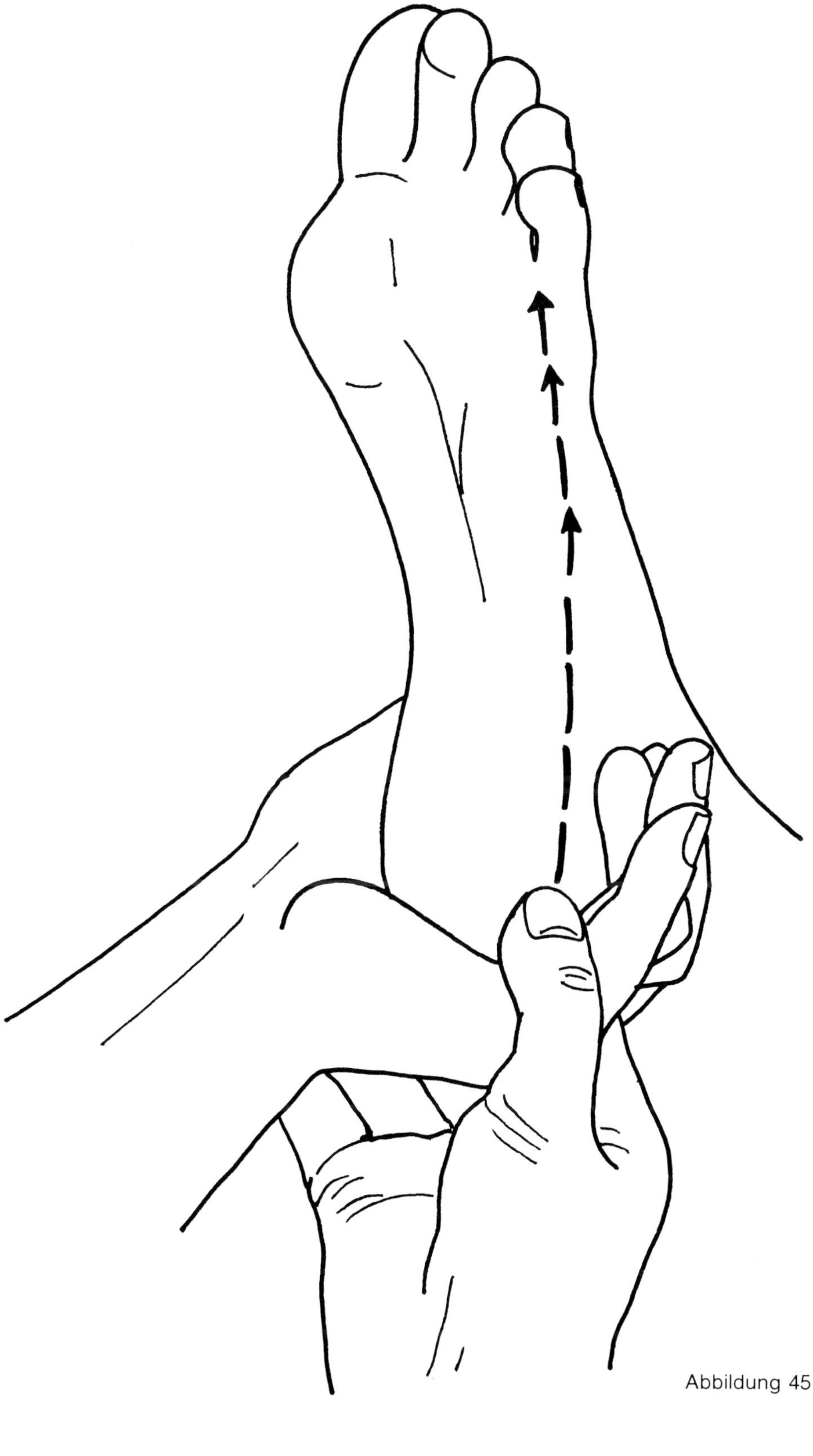

Abbildung 45

Massage der Zone 10

Diese Zone (Abbildung 46) repräsentiert die Lungen und die Bronchien, die Leber (hauptsächlich am rechten Fuss) sowie das Sonnengeflecht.
Sie wird oben durch Zone 4 begrenzt, unten durch Zone 1 und an jeder Seite durch Zone 2 innen und Zone 9 aussen.

Es ist ratsam, die Zehen in Hyperextension zu halten, damit die zu massierende Fläche gut freiliegt (Abbildung 47).

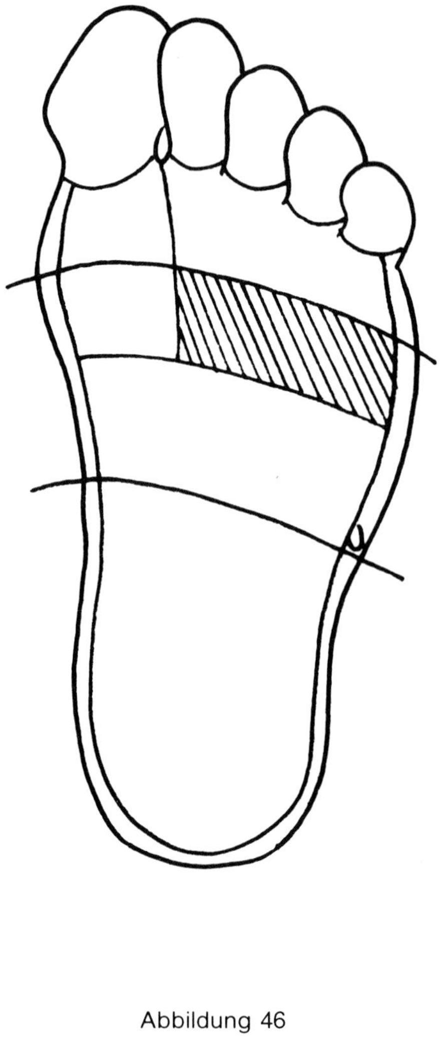

Abbildung 46

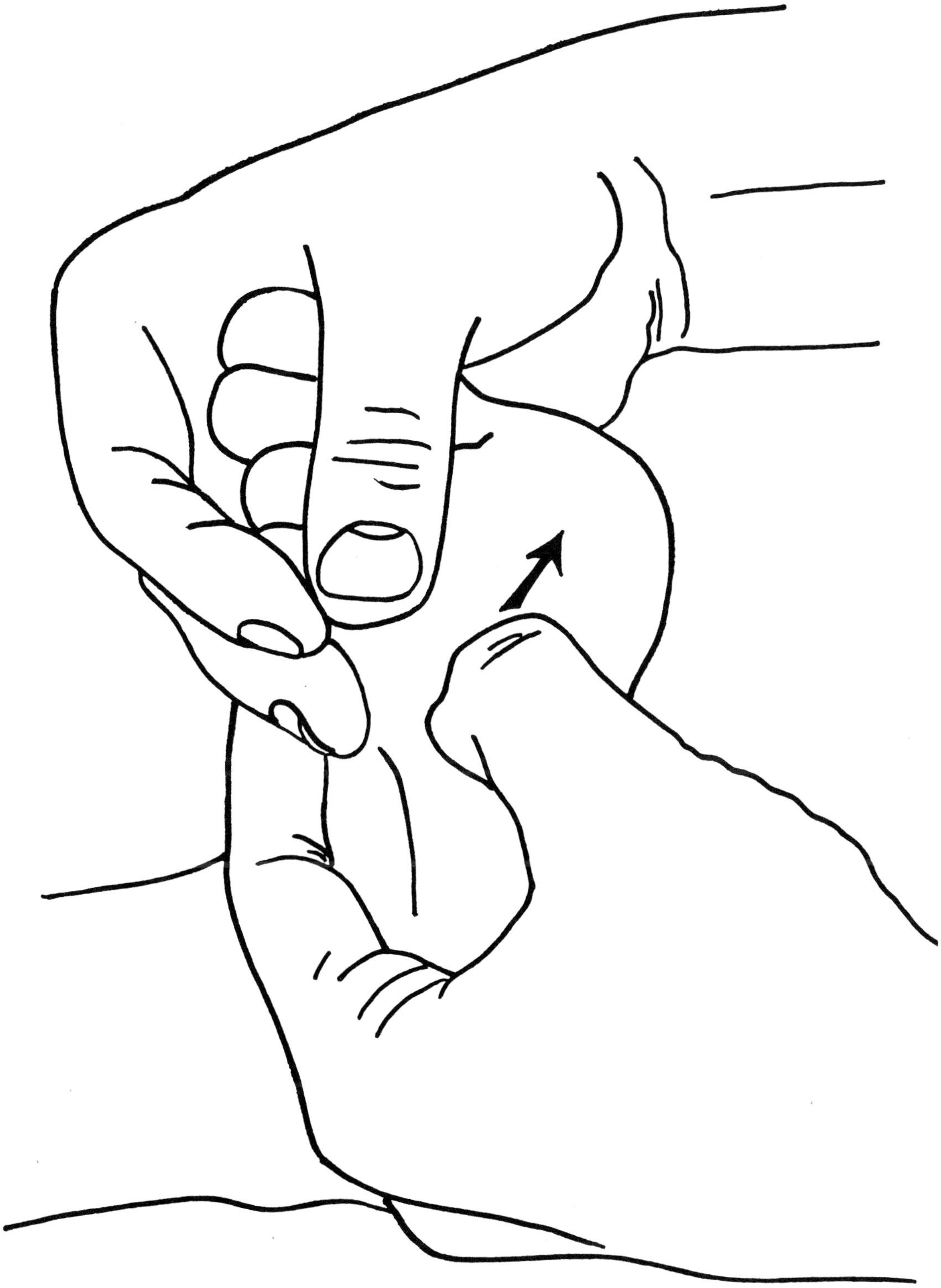

Abbildung 47

Massage der Zone 11

Diese Zone ist leicht zu bestimmen, denn sie entspricht dem Knochenhöcker des 5. Mittelfussknochens (Trennlinie zwischen Fusswurzel und Mittelfuss) (Abbildung 48).

(Kapitel 9 erläutert alle Einzelheiten zur Anatomie des Fusses).

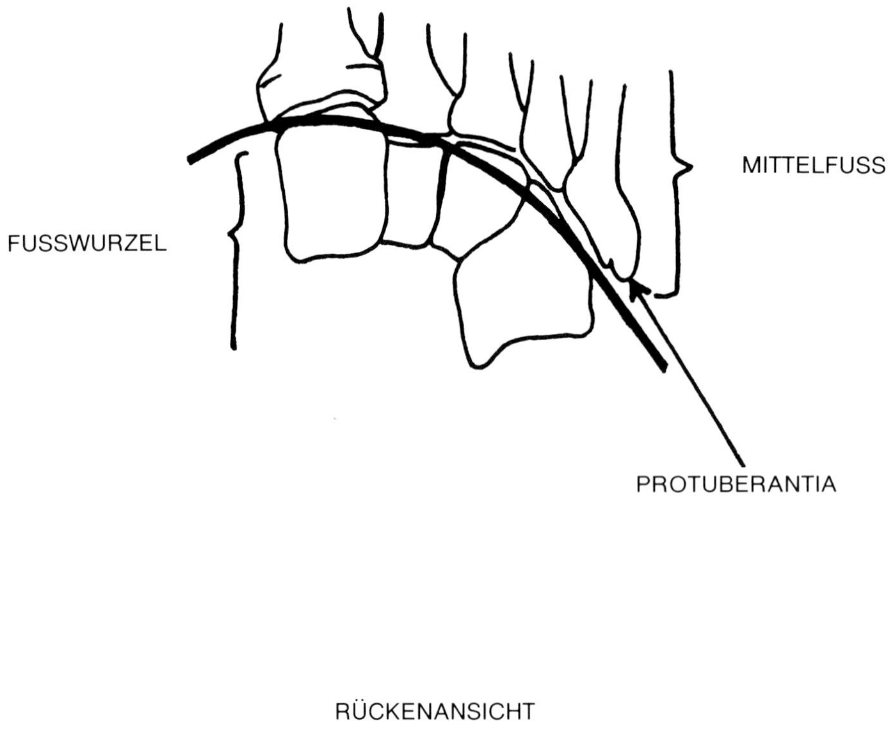

Abbildung 48

Diese sich vollständig in den Fusswurzeln befindliche Zone ist sehr bedeutend (Abbildung 49), denn sie entspricht zahlreichen Organen: einem kleinen Teil des Magens, einem Teil der Nieren, den Harnleitern, dem Dick- und Dünndarm wie auch dem Mastdarm, der Harnblase, den Reflexen des Beckens und des Ischiasnervs. Sie umfasst ferner die Ileozäkalklappe und den Wurmfortsatz, beide am rechten Fuss situiert.

Auch in dieser Zone gilt es wiederum herauszufinden, wie man den Fuss am besten hält. Dies ist um so wichtiger, als der betreffende Bereich häufig einen etwas stärkeren Druck erfordert wegen der Hornschicht, die sich hier befinden kann (Abbildungen 50, 51, 52, 53 und 54).

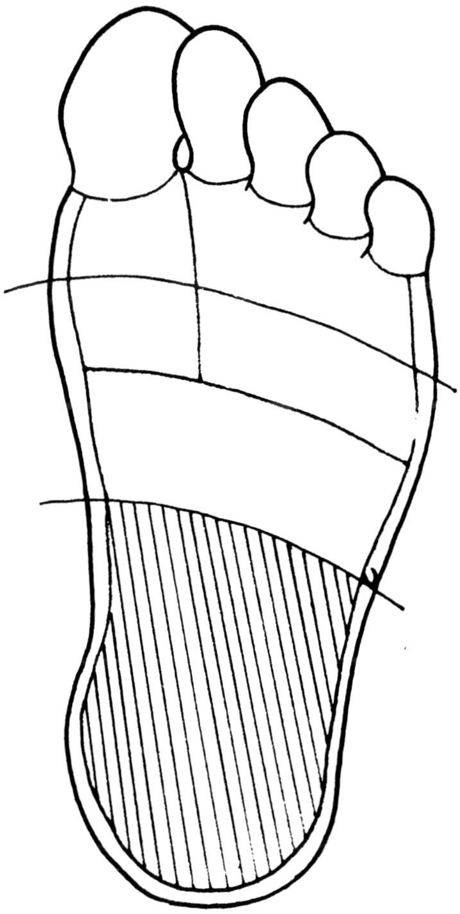

Abbildung 49

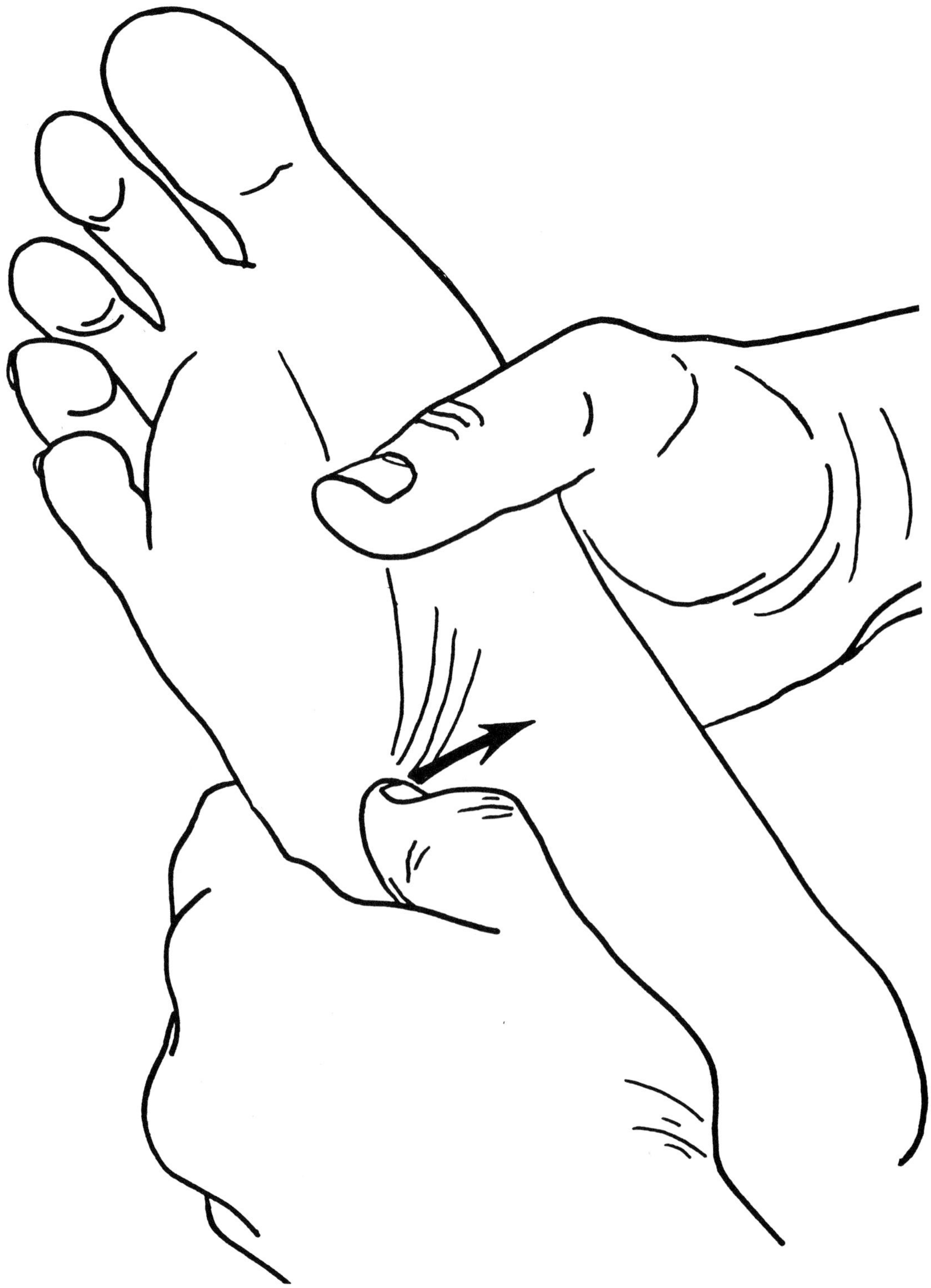

Abbildung 50

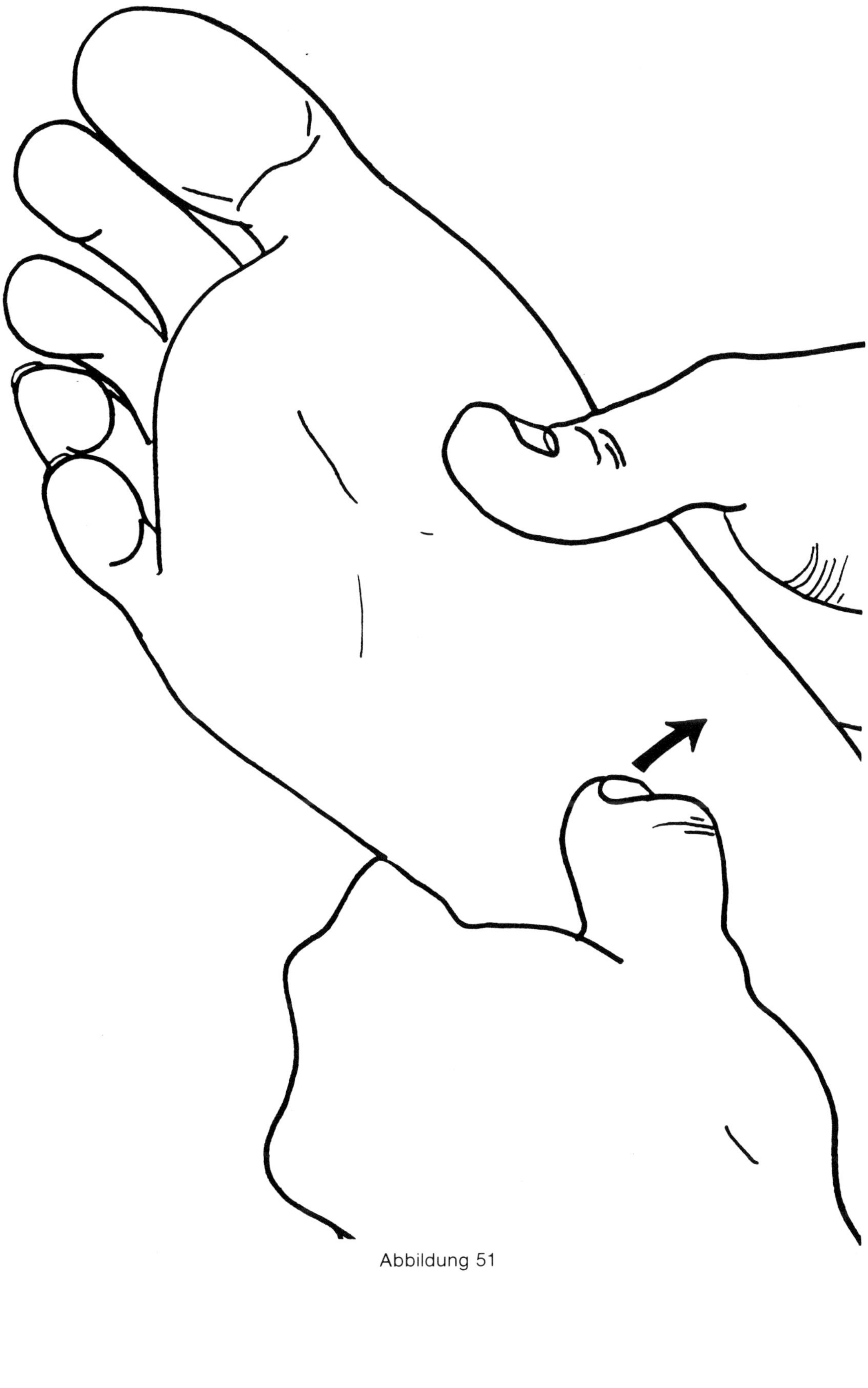

Abbildung 51

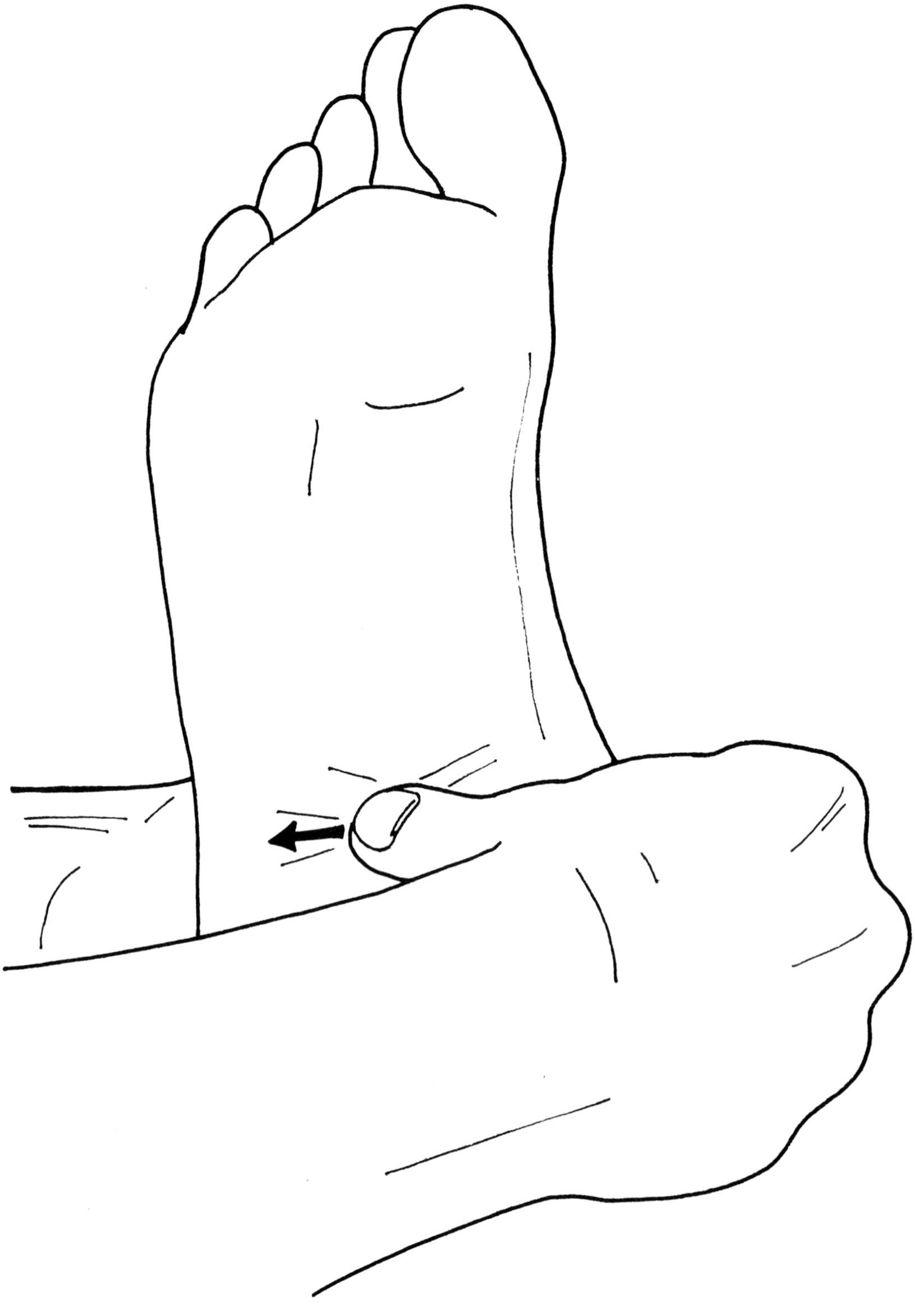

Abbildung 52

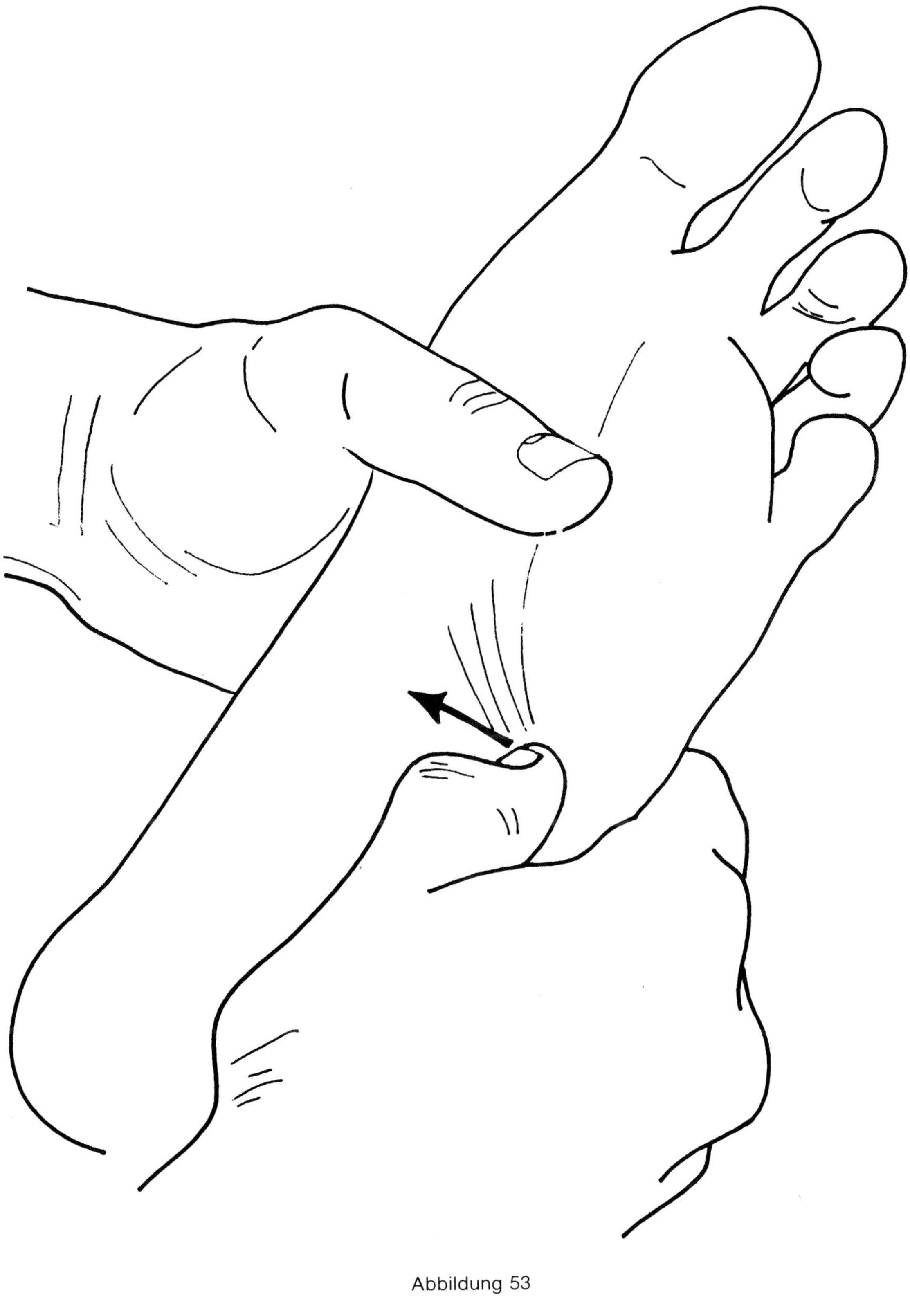

Abbildung 53

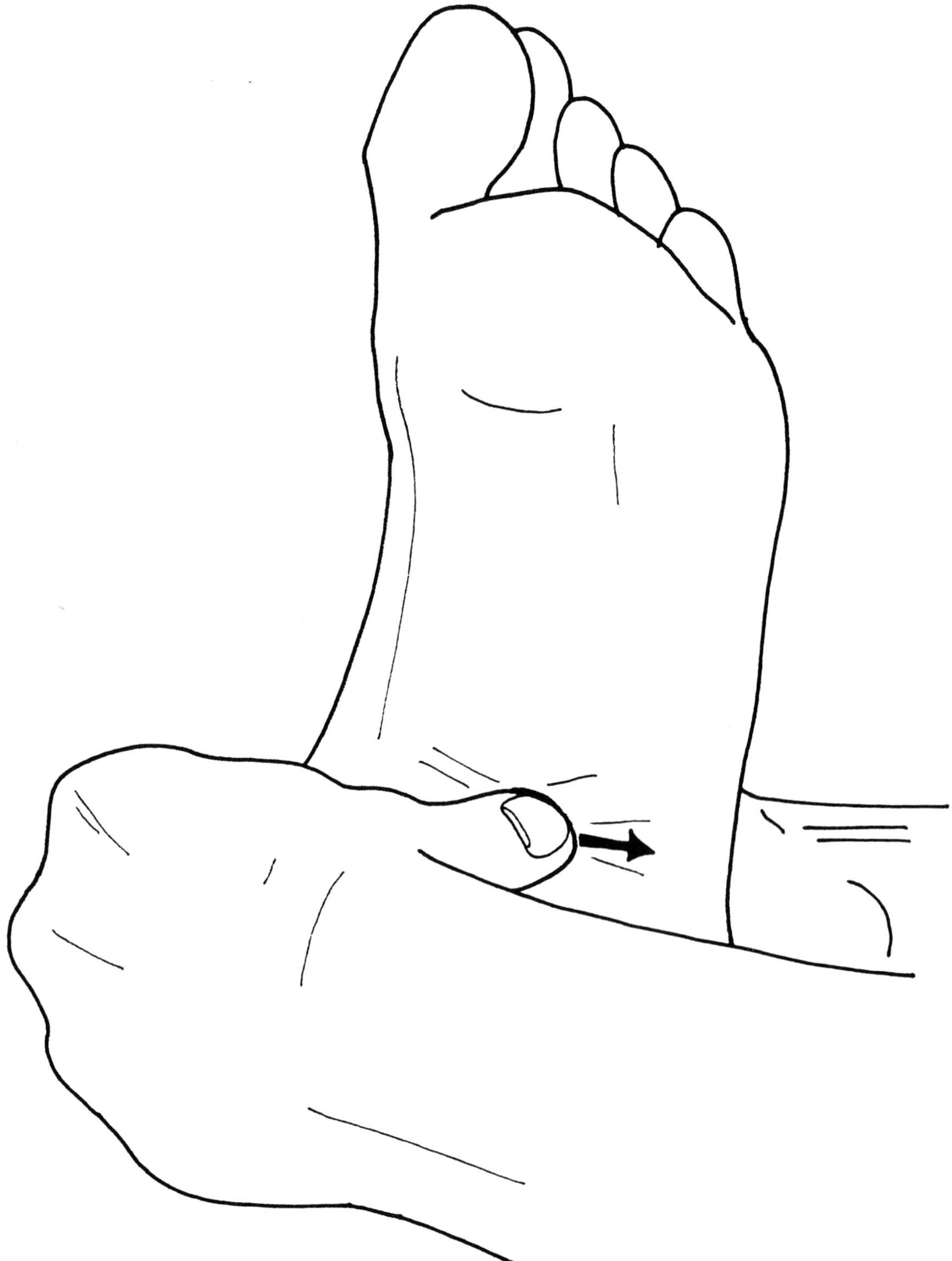

Abbildung 54

Massage der Zone 12

Diese Zone repräsentiert die Körpermitte (Abbildung 55), d. h. die gesamte Wirbelsäule.

Bei der Massage dieser Zone ist es besonders wichtig, die Bewegung des Daumens genau und vollständig auszuführen wegen der Bedeutung jeden Zentimeters, dem jeweils ein Wirbel oder ein Wirbelanteil entsprechen.

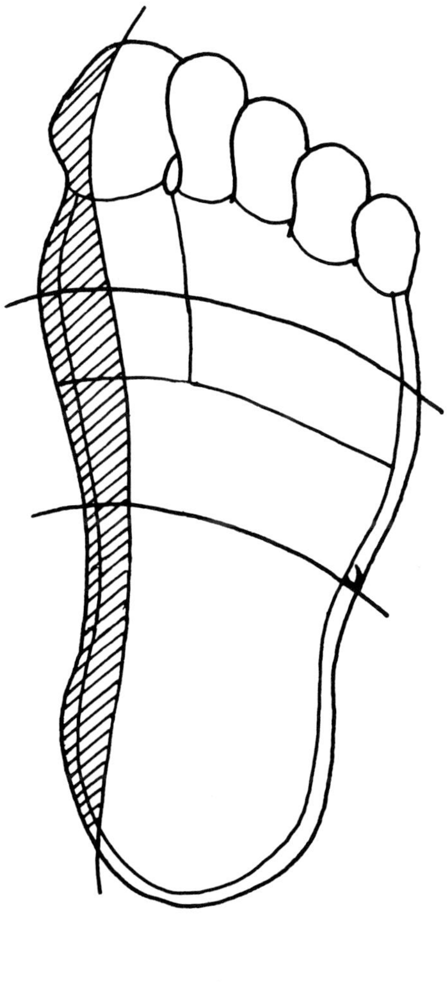

Abbildung 55

Abbildung 56 stellt die Wirbelsäule dar. Abbildung 57 zeigt, welche Organe von einem Druck auf die Fussgegend betroffen sind, wo sich die Wirbel „reflektieren". Abbildung 58 schliesslich stellt die Wirbel, die von den aus der Wirbelsäule heraustretenden Nerven versorgten Organe sowie die sich aus Problemen auf der Ebene jedes Nervs sich evtl. ergebenden Symptome nebeneinander.

Man findet den Ausgangspunkt der Wirbelsäule, C 1, indem man die grosse Zehe beugt und bis an die Spitze des Endgliedes der grossen Zehe hinuntergeht (Abbildung 59).

Die Columna dorsalis beginnt an der Spitze des Mittelfussknochens und geht bis zum Anfang der Fusswurzel.

Die Reflexion der Lendenwirbelsäule am Fuss verläuft von der Spitze des ersten Keilbeinknochens bis zur Basis des ersten Keilbeinknochens.

Die Abbildungen 60 und 61 zeigen eine Möglichkeit zur Massage des Fusses im Hinuntergehen und in der Anwendung der Raupenbewegung. Abbildung 62 zeigt, dass man auch von der Ferse ausgehen kann, um zu den Zehen hinaufzusteigen.

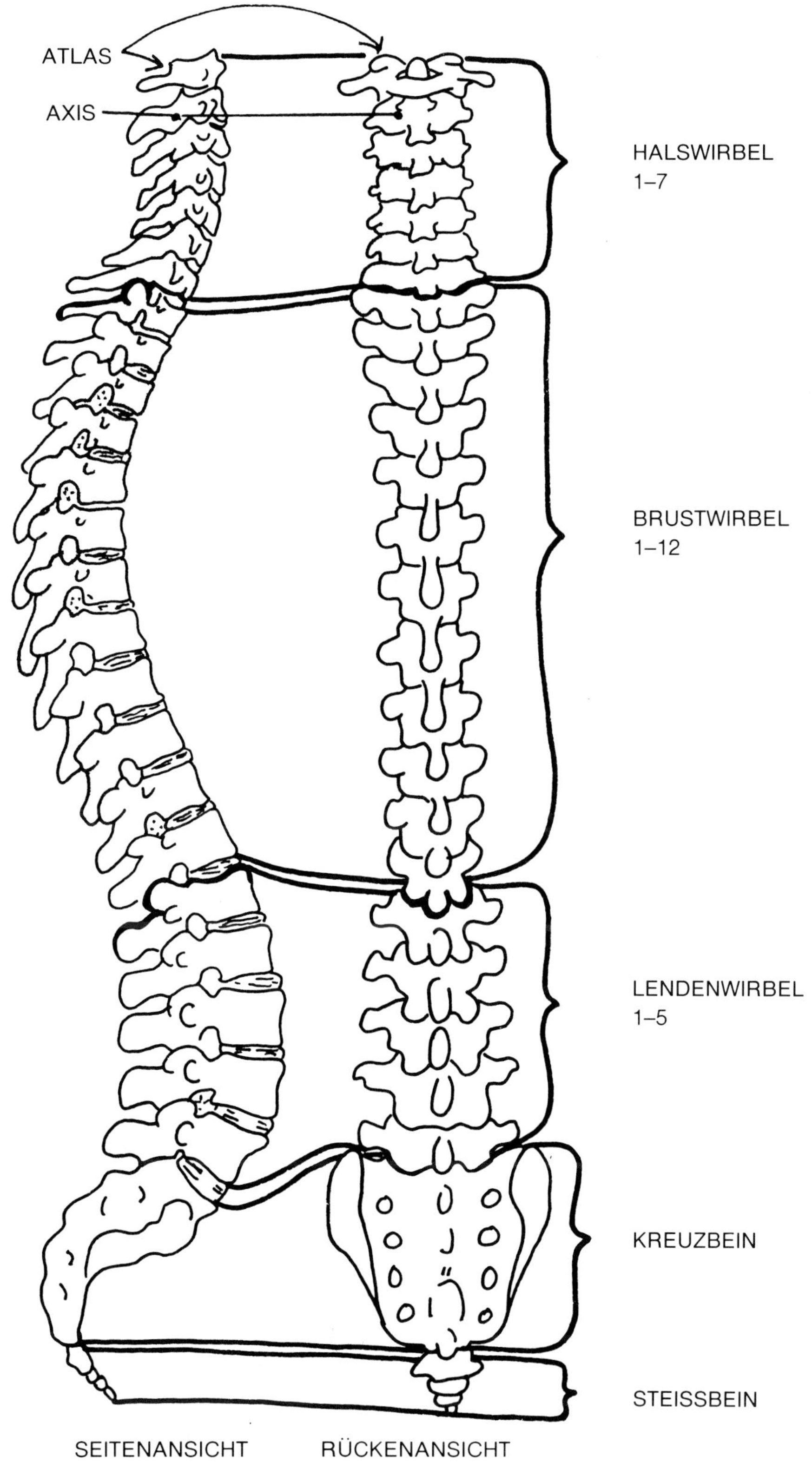

Abbildung 56

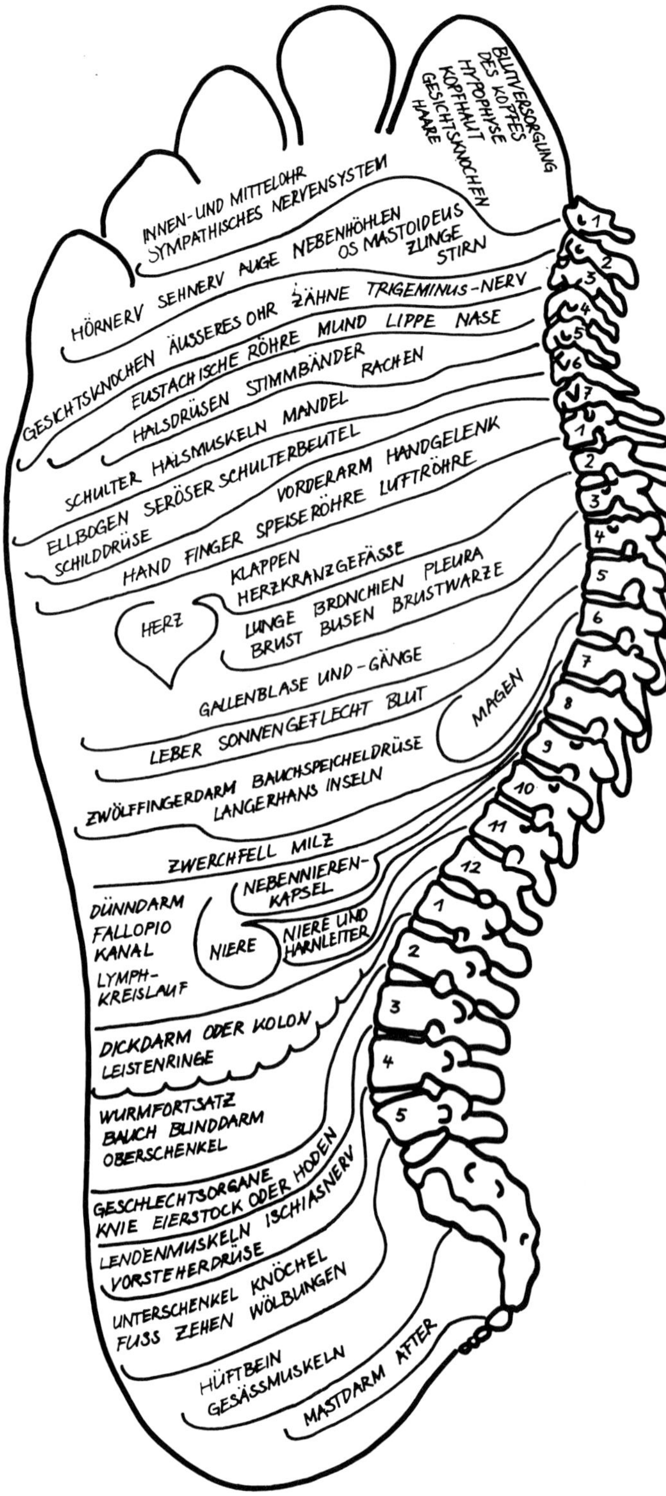

Abbildung 57

DAS NERVENSYSTEM

Erklärung:

Jeder Teil des Körpers wird von Nerven kontrolliert, von denen jeder direkt oder indirekt mit der Wirbelsäule verbunden ist.

Die folgende Aufstellung ist anhand eines Dutzends medizinischer Werke erarbeitet worden.

Sie zeigt: A. die Namen der Wirbel und Nerven der Wirbelsäule

B. die nervenversorgten Organe

C. die aus der Subluxation auf dieser Ebene resultierenden Symptome. „Konsultieren Sie Ihren Arzt!"

A C1

B Zufuhr von Blut zum Kopf – Hypophyse – Kopfhaut – Gesichtsknochen – Gehirn – Innenohr und Mittelohr – Sympathisches Nervensystem.

C Kopfschmerzen – Nervosität – Schlaflosigkeit – Schnupfen – Migräne – nervöse Depression – mentale Störungen – Amnesie – Epilepsie – chronische Müdigkeit – Schwindel oder Taumel – Bluthochdruck.

A C2

B Augen – Sehnerv – Hörnerv – Nebenhöhlen – Os mastoideus – Zunge – Stirn.

C Sinusitis – Allergien – Schwerhörigkeit – Augenstörungen – Ohrenschmerzen – Ohnmacht – gewisse Fälle von Blindheit.

A C3

B Wangen – äussere Ohren – Gesichtsknochen – Zähne – Trigeminus-Nerv.

C Neuralgie der oberen Gliedmassen – Akne – Pickel – Ekzem.

A C4

B Nase – Lippen – Mund – Eustachische Röhre.

C Heuschnupfen – Katarrh – Schwerhörigkeit – Drüsenentzündung.

A C5

B Stimmbänder – Halsdrüsen – Pharynx.

C Laryngitis – Halsweh – Heiserkeit – Anginen.

A C6

B Halsmuskeln – Schultern – Mandeln.

C Torticollis – Armschmerzen – Mandelentzündung.

A C7

B Schilddrüse – seröser Schulterbeutel – Ellbogen.

C Bursitis – Erkältung – Dysfunktion der Schilddrüse.

A D1
B Vorderarm – Handgelenke – Hände – Finger – Speiseröhre – Luftröhre.
C Asthma – Husten – erschwertes Atmen – Schmerzen in Vorderarm und Händen.

A D2
B Herz – Klappen – Herzkranzgefässe.
C Funktionelle Herzstörungen und bestimmte Brustschmerzen.

A D3
B Lungen – Bronchien – Pleura – Brust – Busen – Brustwarzen.
C Bronchitis – Rippenfellentzündung – Lungenentzündung – Kongestion – Grippe – Influenza.

A D4
B Gallenblase und -kanäle.
C Störungen der Gallenblase – Gelbsucht.

A D5
B Leber – Sonnengeflecht – Blut.
C Leberstörungen – Anämie – schlechte Blutzirkulation – Arthritis – Hypotension.

A D6
B Magen.
C Verschiedene Magenstörungen – Dyspepsie – nervöse Dyspepsie.

A D7
B Bauchspeicheldrüse – Langerhans Inseln – Zwölffingerdarm.
C Diabetes – Geschwüre – Gastritis.

A D8
B Milz – Zwerchfell.
C Hämatologische Störungen – Schluckauf.

A D9
B Nebennierenkapseln.
C Allergien – Nesselfieber.

A D10
B Nieren.
C Nierenstörungen – Arterienverkalkung – chronische Müdigkeit – Nierenentzündung – Nierenbeckenentzündung.

A D11
B Nieren und Harnleiter.
C Bestimmte Hauterkrankungen: Akne – Pickel – Ekzem – Autointoxikation.

A D12
B Dünndarm – Fallopio-Kanal – Lymphkreislauf.
C Blähungen – bestimmte Formen der Sterilität.

A L1
B Dickdarm oder Kolon – Leistenringe.
C Verstopfung – Kolitis – Dysenterie.

A L2
B Appendix – Abdomen – Zäkum – Oberschenkel.
C Appendizitis – Krämpfe – erschwerte Atmung – Azidose – Varizen.

A L3
B Geschlechtsorgane – Eierstöcke oder Hoden – Gebärmutter – Knie.
C Blasenleiden – schmerzhafte und unregelmässige Menstruationen – Menopause – Impotenz – nächtliche Urininkontinenz – Schmerzen an den Knien.

A L4
B Prostata – Lendenmuskeln – Ischiasnerv.
C Ischias – Lumbago – schwieriges, schmerzhaftes, häufiges Wasserlassen – Hüftschmerzen.

A L5
B Unterschenkel: Knöchel, Füsse, Zehen, Wölbungen.
C Schlechte Zirkulation in den Beinen – kalte Füsse – Schwäche in den Beinen – Knöchel – Krämpfe.

A Kreuzbein.
B Hüftbein – Gesässmuskeln.
C Störungen im Kreuz-Hüftbein-Bereich – Deviation der Wirbelsäule.

A Steissbein.
B Mastdarm – Anus.
C Hämorrhoiden – starker Juckreiz oder Pruritus – Schmerzen an der Basis der Wirbelsäule beim Hinsetzen.

Abbildung 58

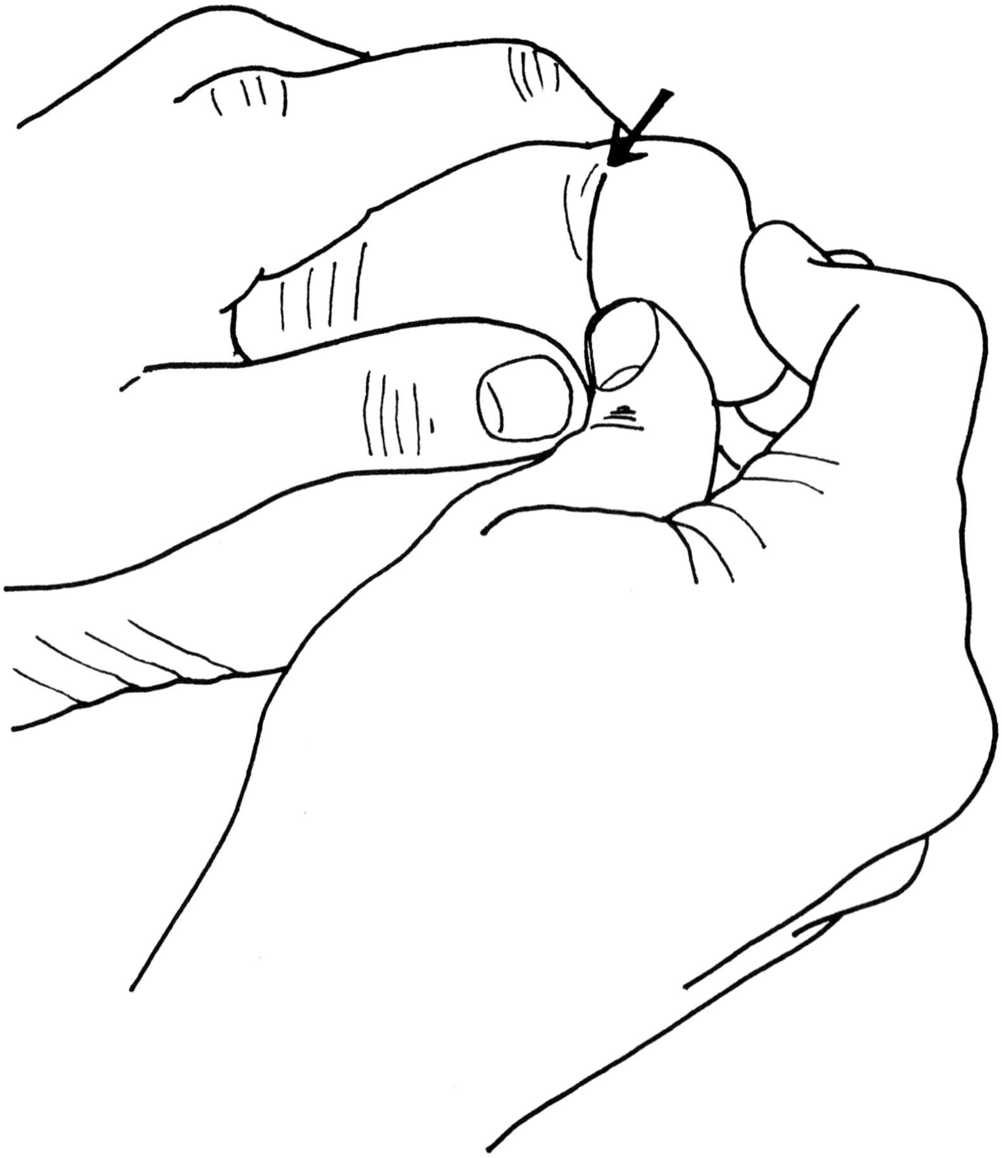

Abbildung 59

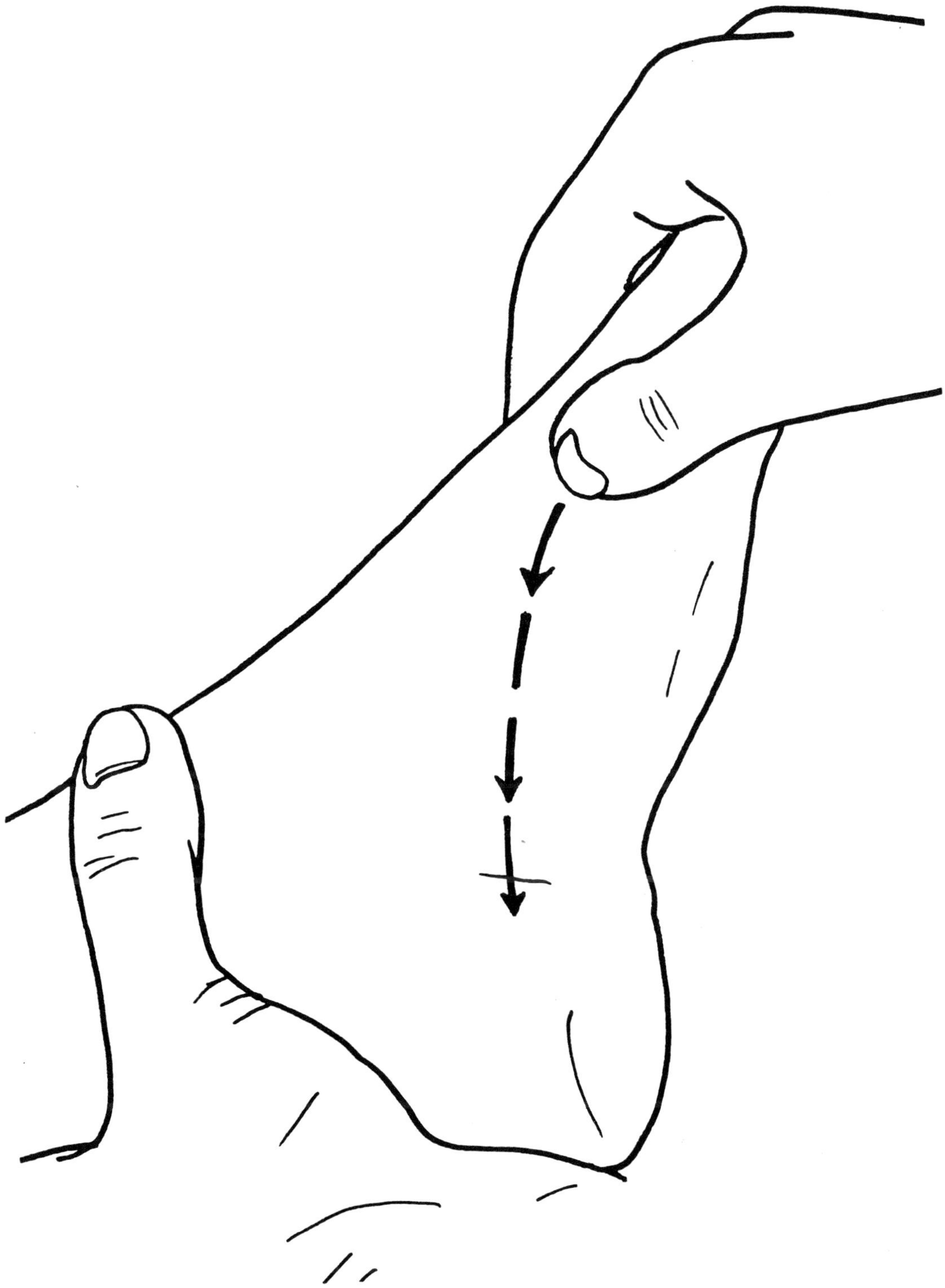

Abbildung 60

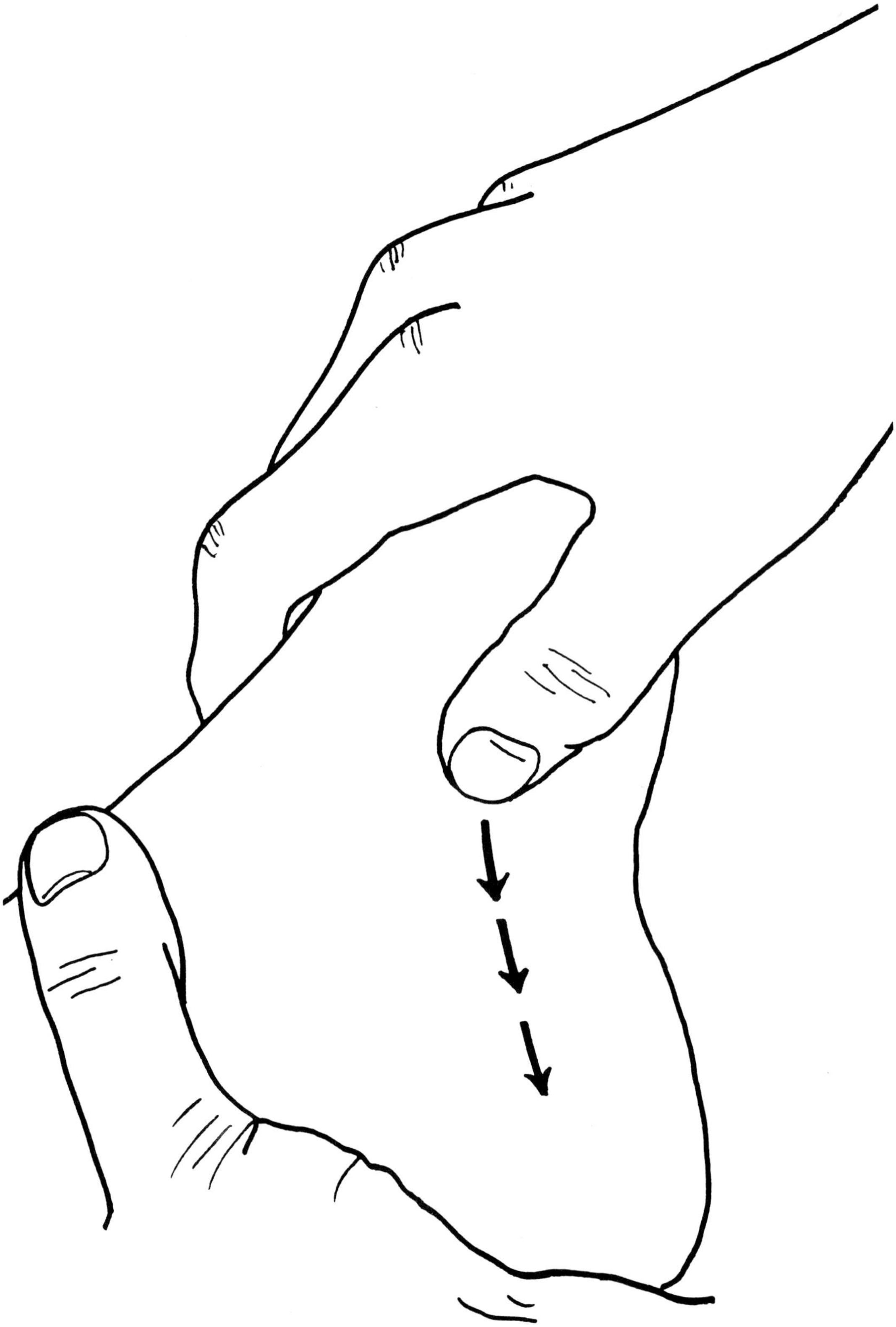

Abbildung 61

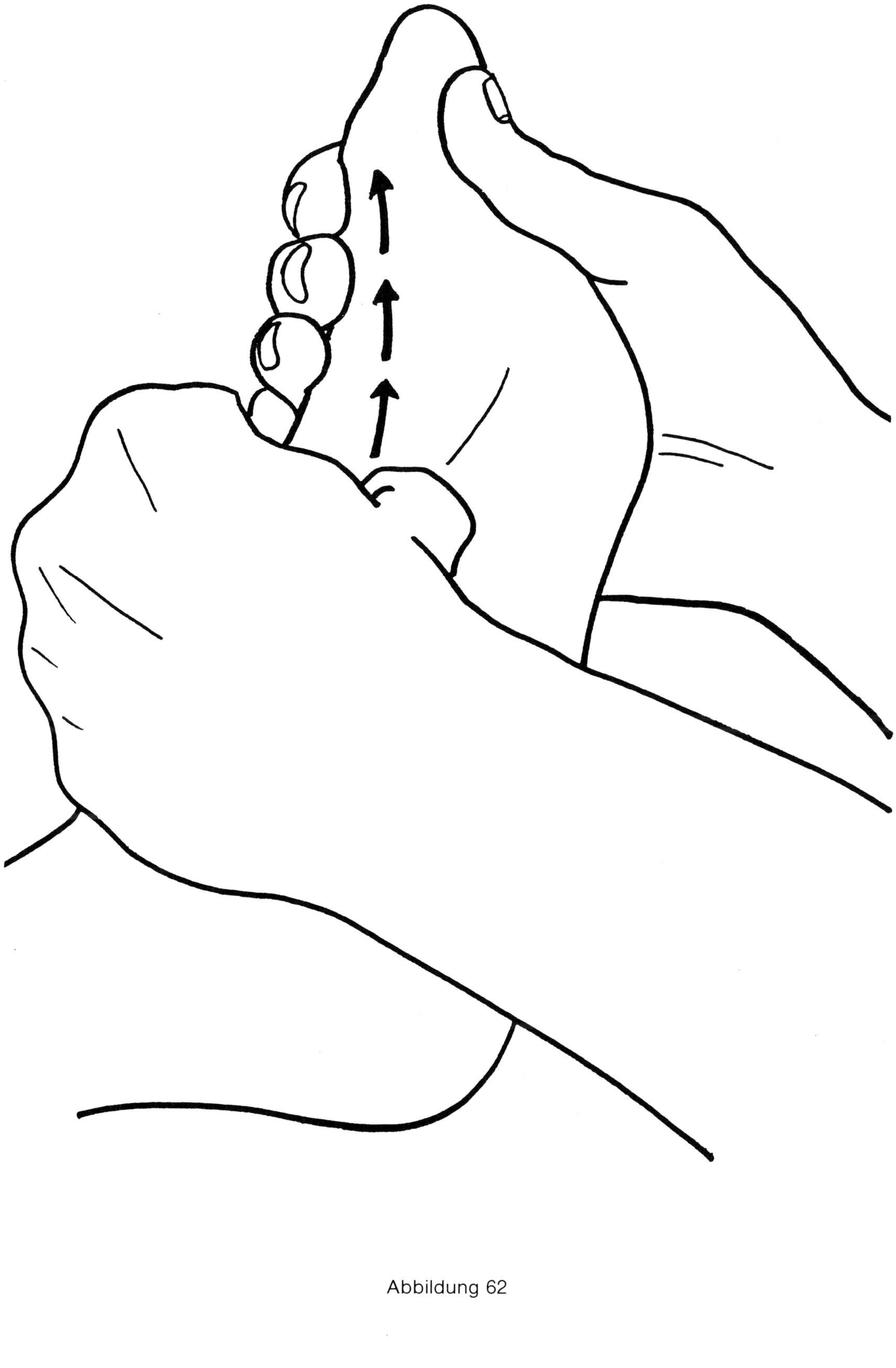

Abbildung 62

Massage der Zone über der Ferse

Diese Zone befindet sich nicht an der Unterseite des Fusses, sondern oberhalb der Ferse oder längs der Achillessehne (Abbildung 63). Sie umfasst das Rektum, die Ischiasregion und die Prostata bzw. den Uterus.

Der Fuss wird so gehalten, dass die Ferse frei liegt. Es ist zweckmässig, auf eine Entfernung zu massieren, welche der Länge der Hand der massierten Person entspricht (Abbildung 64).

Die Massagebewegung besteht in einem Zupfen der Achillessehne zwischen dem Daumen und den Fingern der massierenden Hand (Abbildung 65).

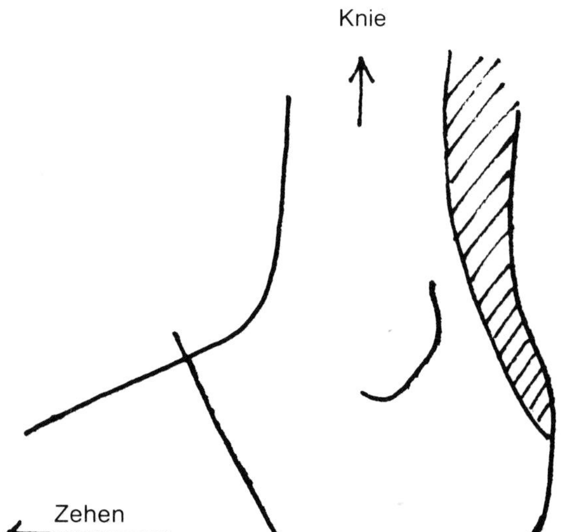

Abbildung 63

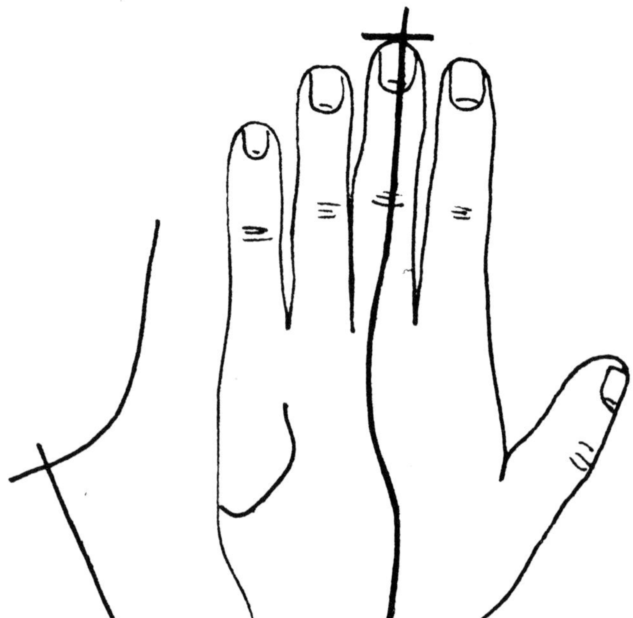

Abbildung 64

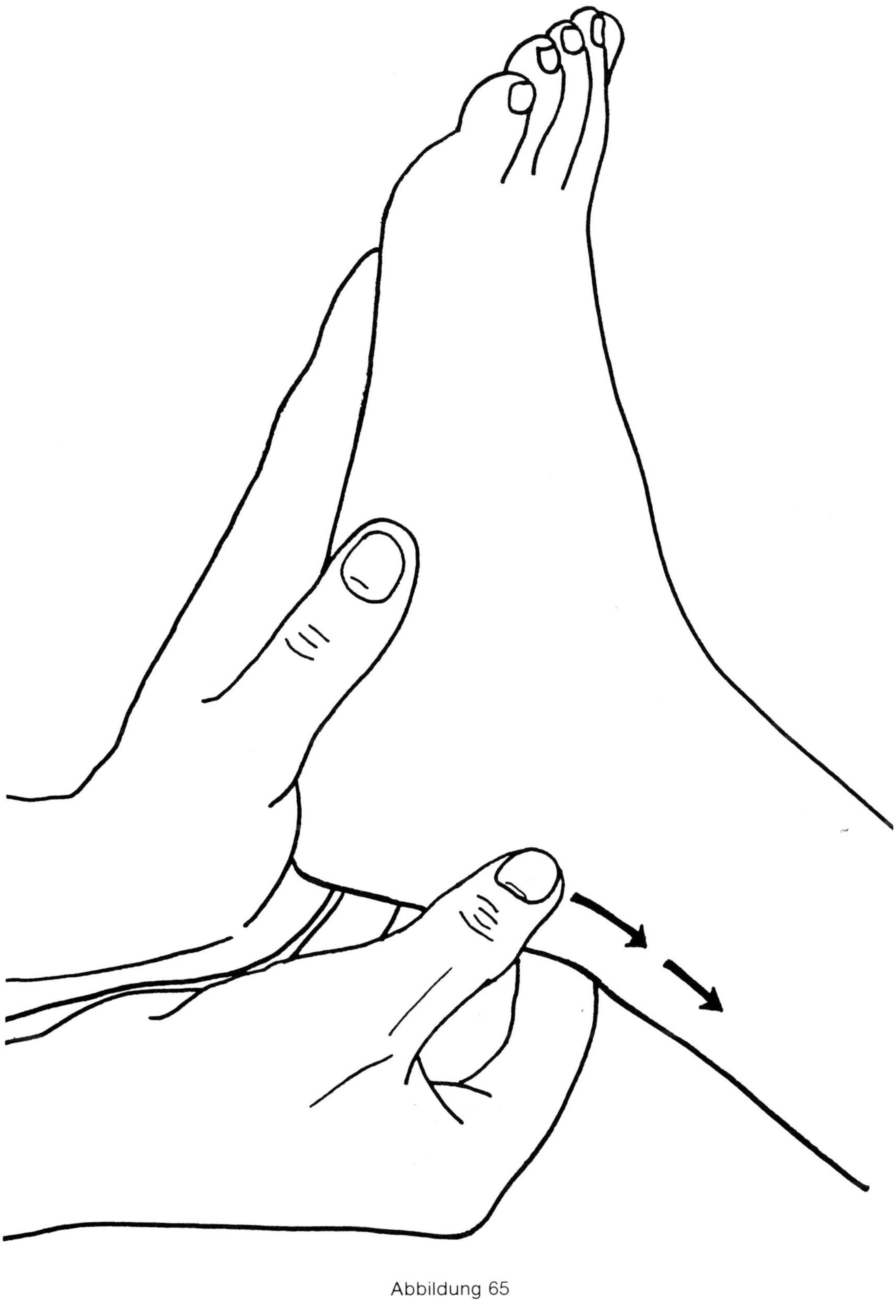

Abbildung 65

Massage rund um den Fuss

Diese sehr globale Zone repräsentiert den grössten Teil der Organe (Abbildung 66, ferner Abbildung 4 für die Details der sich hier befindenden Organe).

Beginnen Sie, wie in Abbildung 67 dargestellt, mit der Aussenseite des linken Fusses.

Wenn Sie oben am Fuss angekommen sind, empfiehlt es sich, mit den Fingern der massierenden Hand eine Druckbewegung in der Eindellung zwischen den Sehnen des Fusses auszuführen (Abbildungen 68 und 69).

Die Innenseite wird mit der gleichen Bewegung massiert wie die Aussenseite.

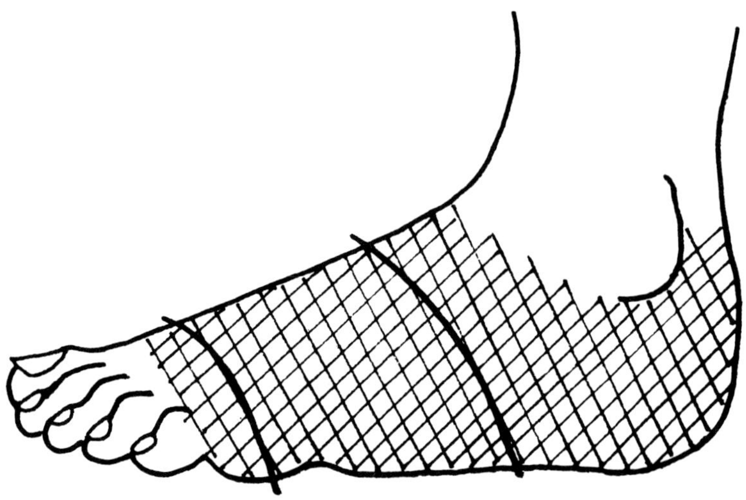

Abbildung 66

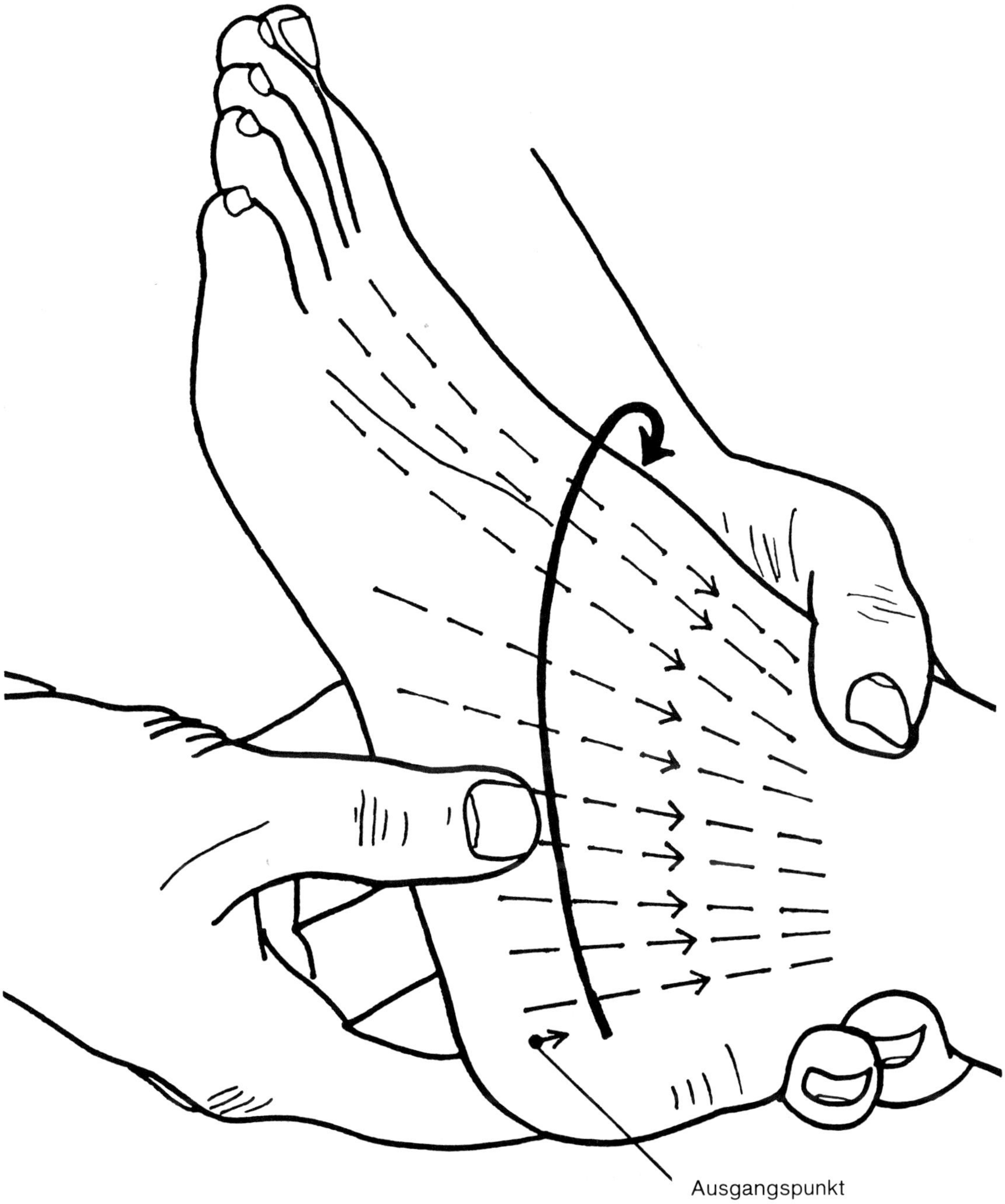

Abbildung 67

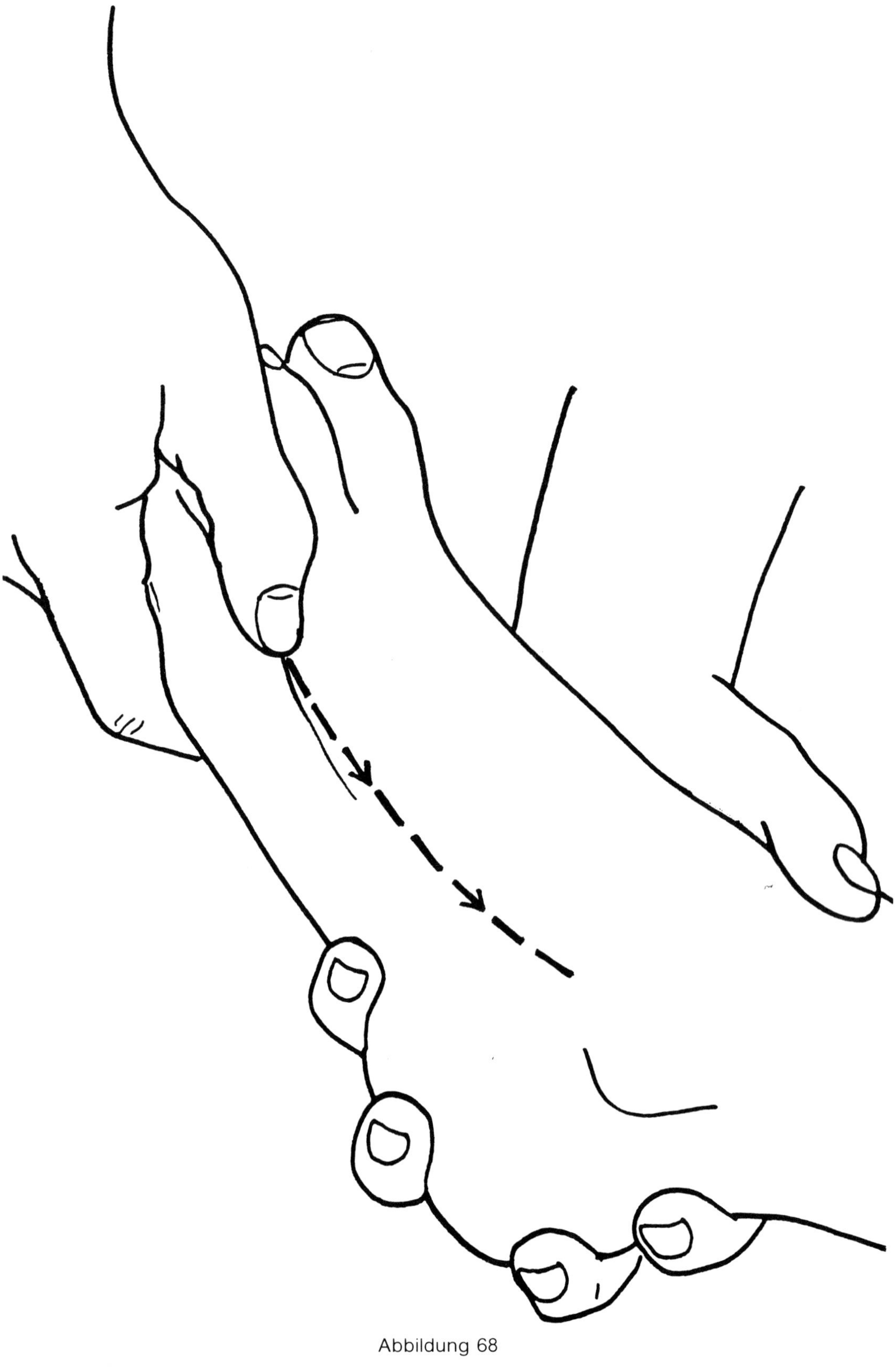

Abbildung 68

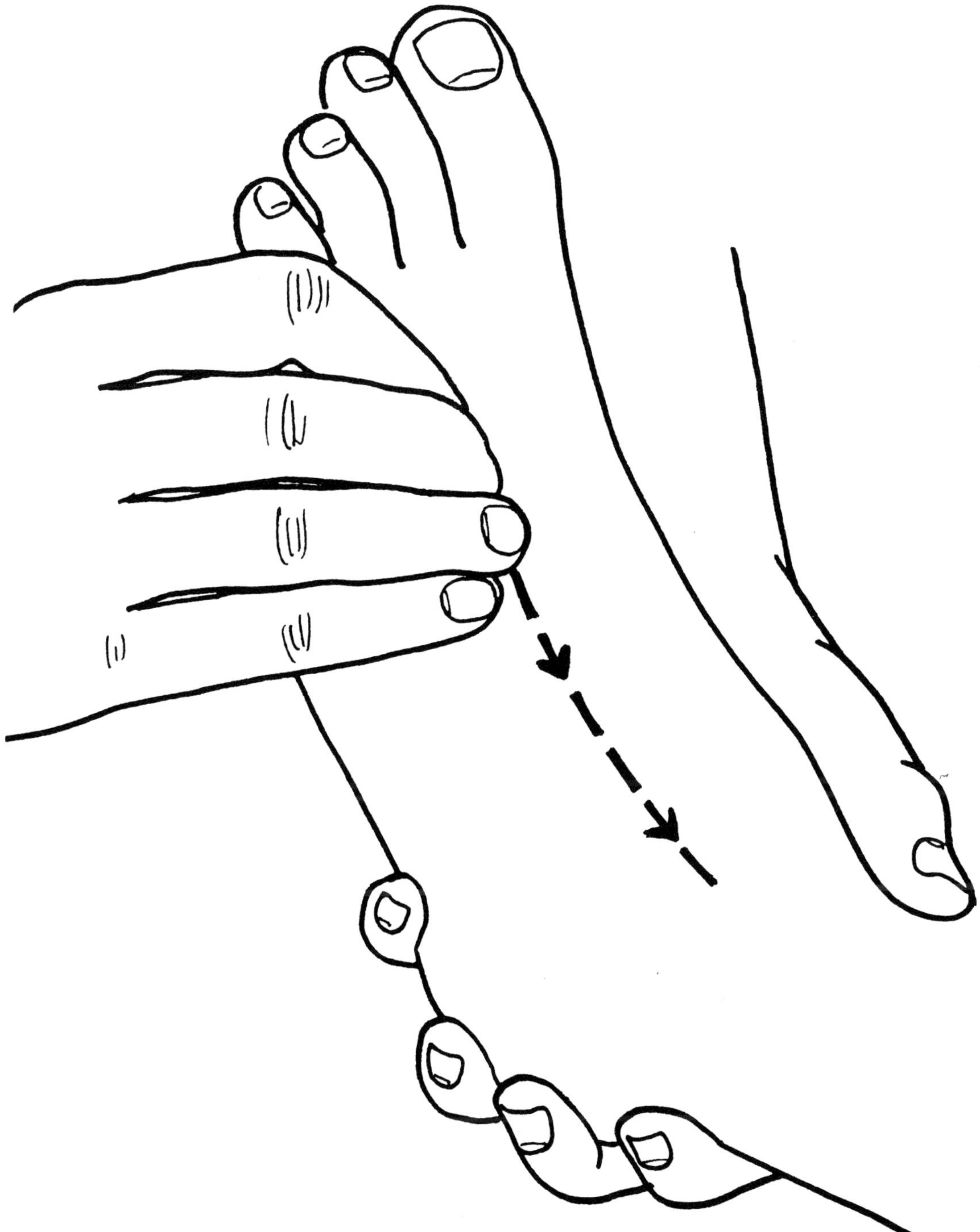

Abbildung 69

Die Reflexzonenmassage schliesst mit einer Streichbewegung von Daumen und Zeigefinger über die sich an jeder Zehenbasis befindliche Fläche ab. Die Lymphdrainage des Fusses scheint dadurch stimuliert zu werden (Abbildungen 70, 71, 72, 73).

Während der ganzen Dauer dieser Massage verwendet der Therapeut weder Crème noch Puder noch irgendeine Substanz, die einen unmittelbaren Kontakt zwischen Daumen und Haut verhindern könnte; die Massage würde dadurch bedeutend schwieriger. Auf der anderen Seite behaupten manche Anwender, dass diese Praxis zumindest teilweise den freien Energiefluss vom Masseur zum Massierten behindere.

Nachdem die eigentliche Reflexzonenmassage beendet ist, werden Entspannungsübungen, wie sie vorher beschrieben wurden, durchgeführt: Rotation der Zehen und Schleuderbewegung (Abbildung 74). Erst von diesem Zeitpunkt an dürfen eine Nährcrème oder eine Lotion verwendet werden.

Es ist darauf zu achten, dass die behandelte Person nach Beendigung aller Massagebewegungen 15 bis 20 Minuten lang liegend ruht und dabei zugedeckt ist.

Der Therapeut nutzt diesen Augenblick dazu, seine Hände zunächst in kaltes Wasser zu tauchen, um sich von negativen Energien zu befreien, die er möglicherweise im Verlauf der Massage aufgenommen hat. Anschliessend wäscht er sich mit Seife und warmem Wasser gründlich die Hände, um die Übertragung von Krankheitskeimen, mit denen er während der Massage in Kontakt gekommen ist, auf eine andere Person zu vermeiden.

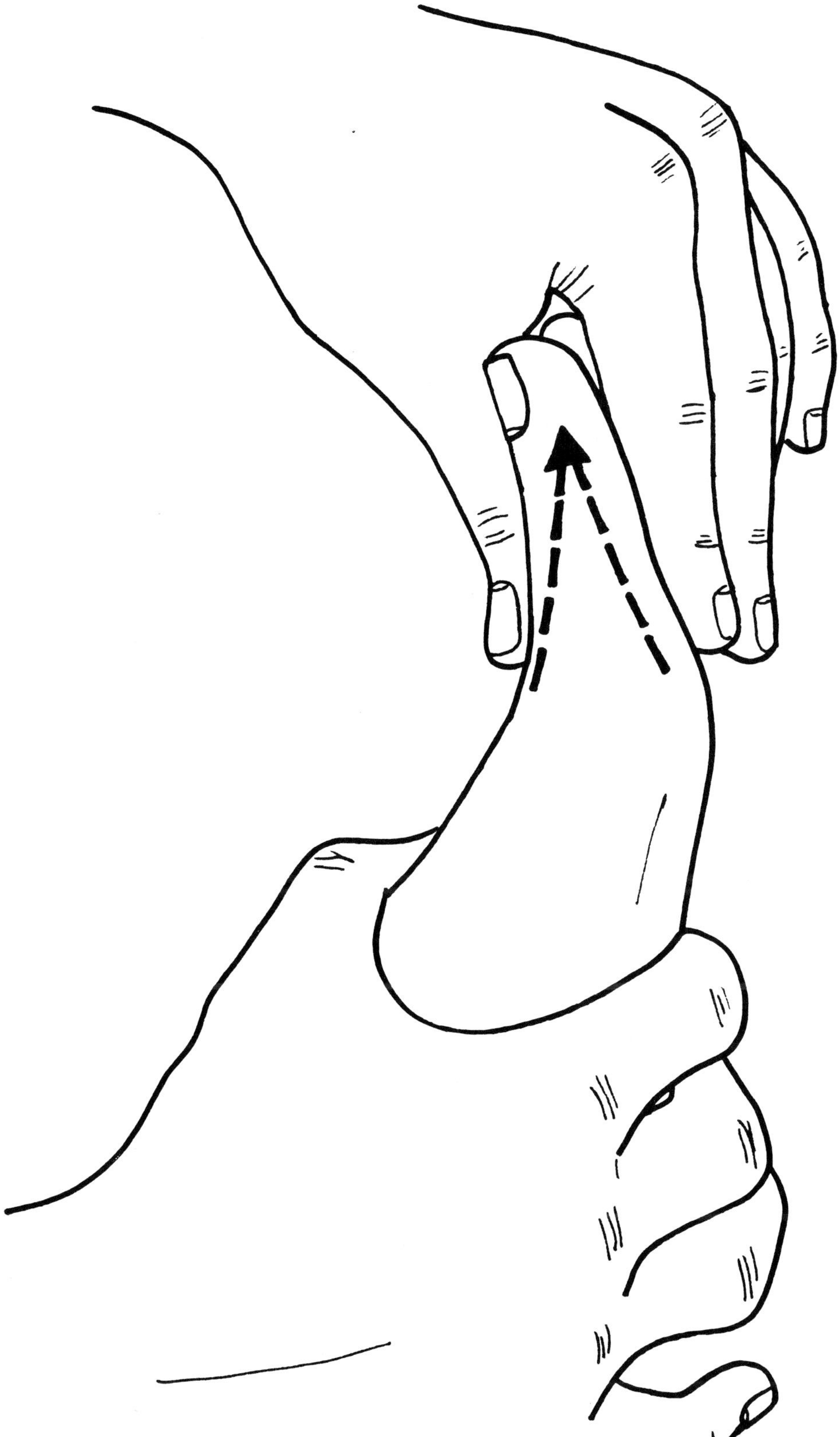

Abbildung 70

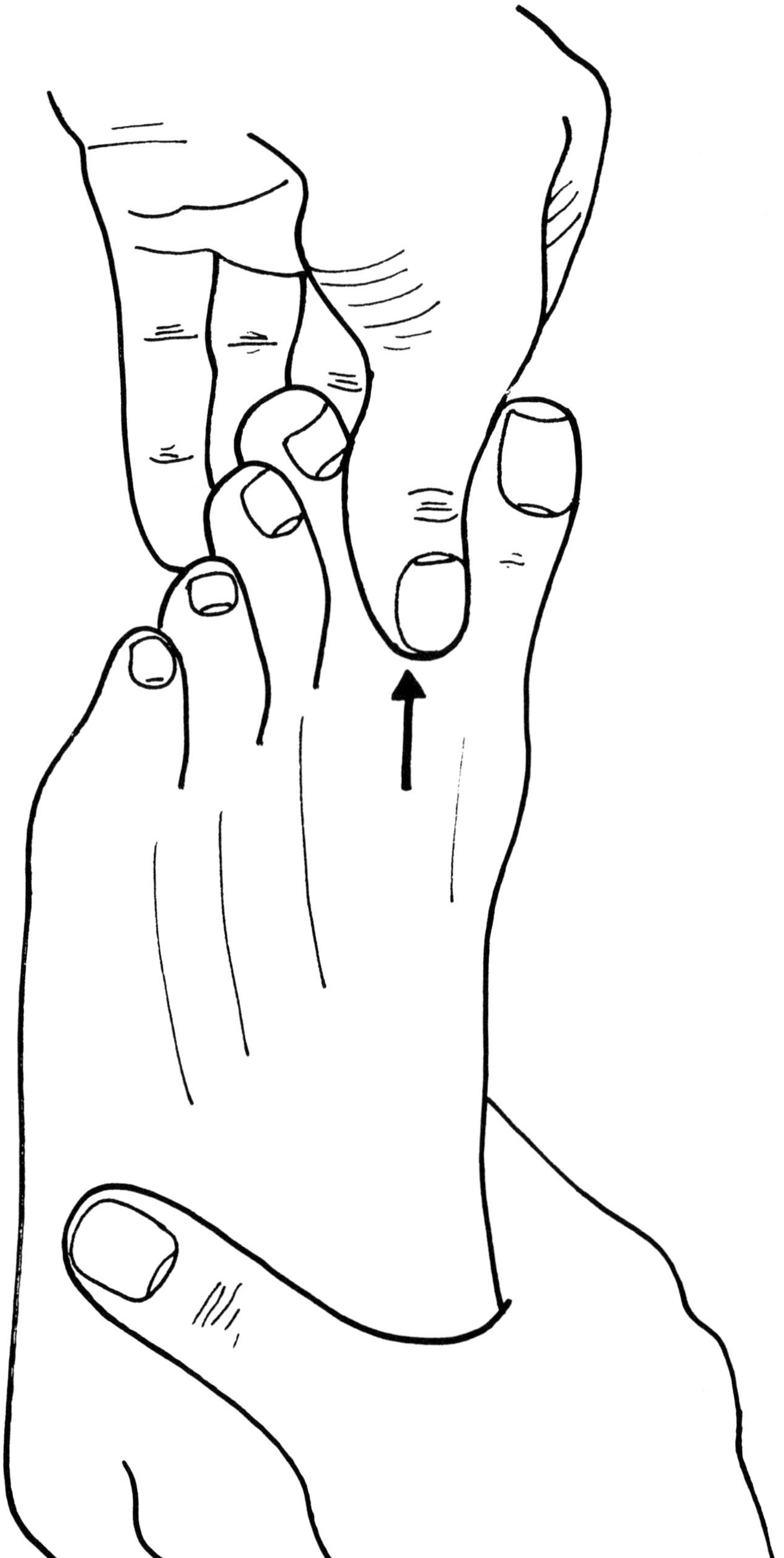

Abbildung 71

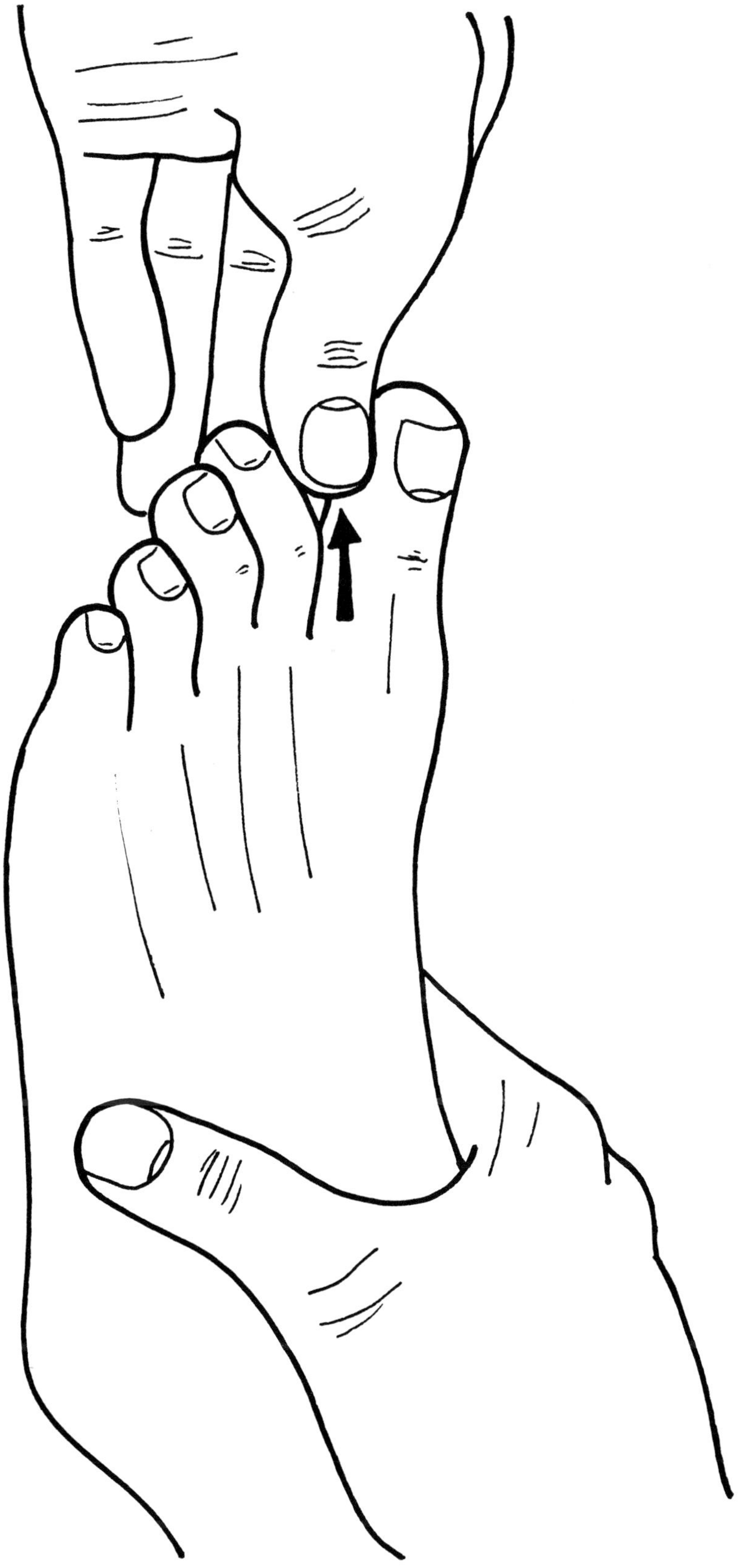

Abbildung 72

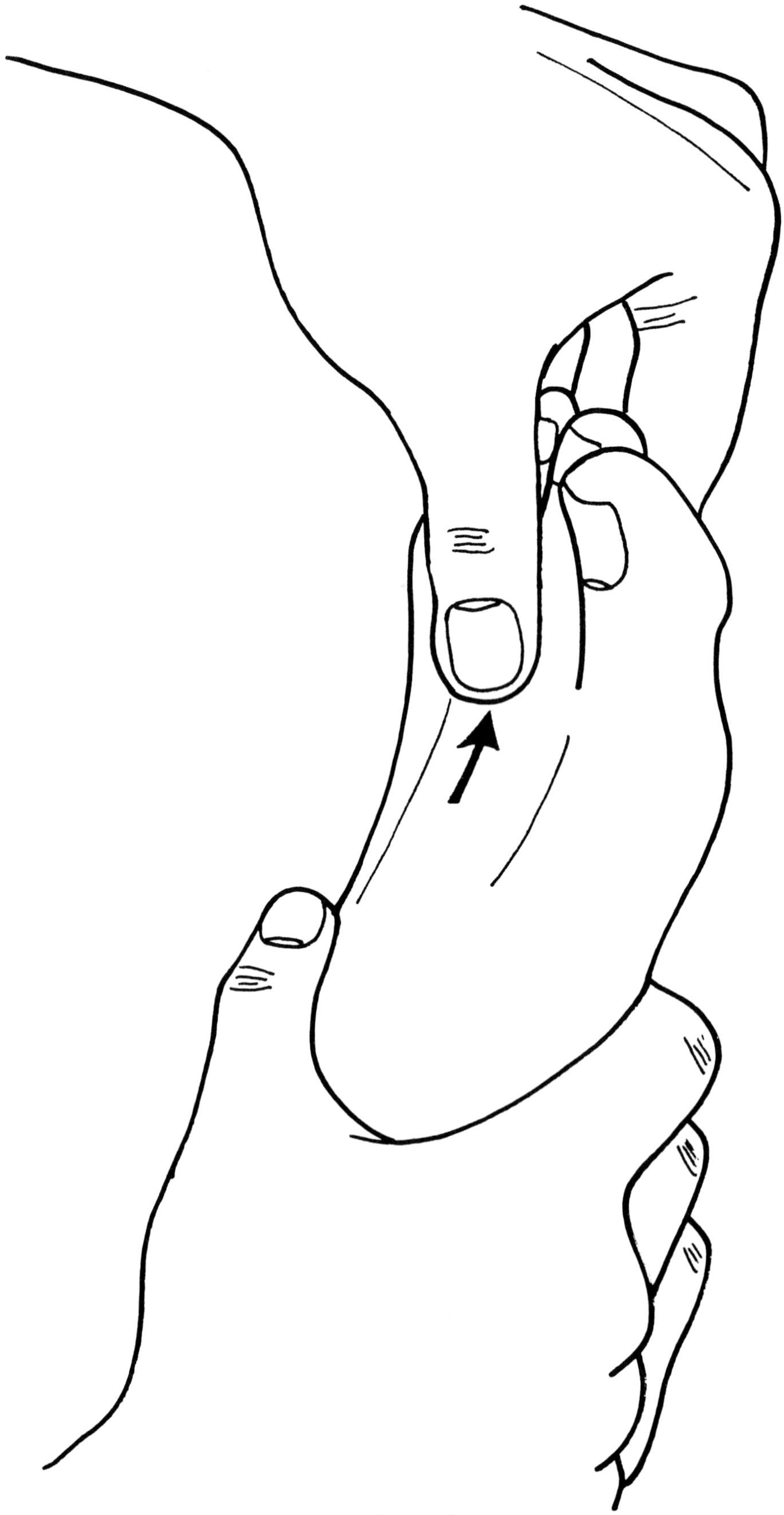

Abbildung 73

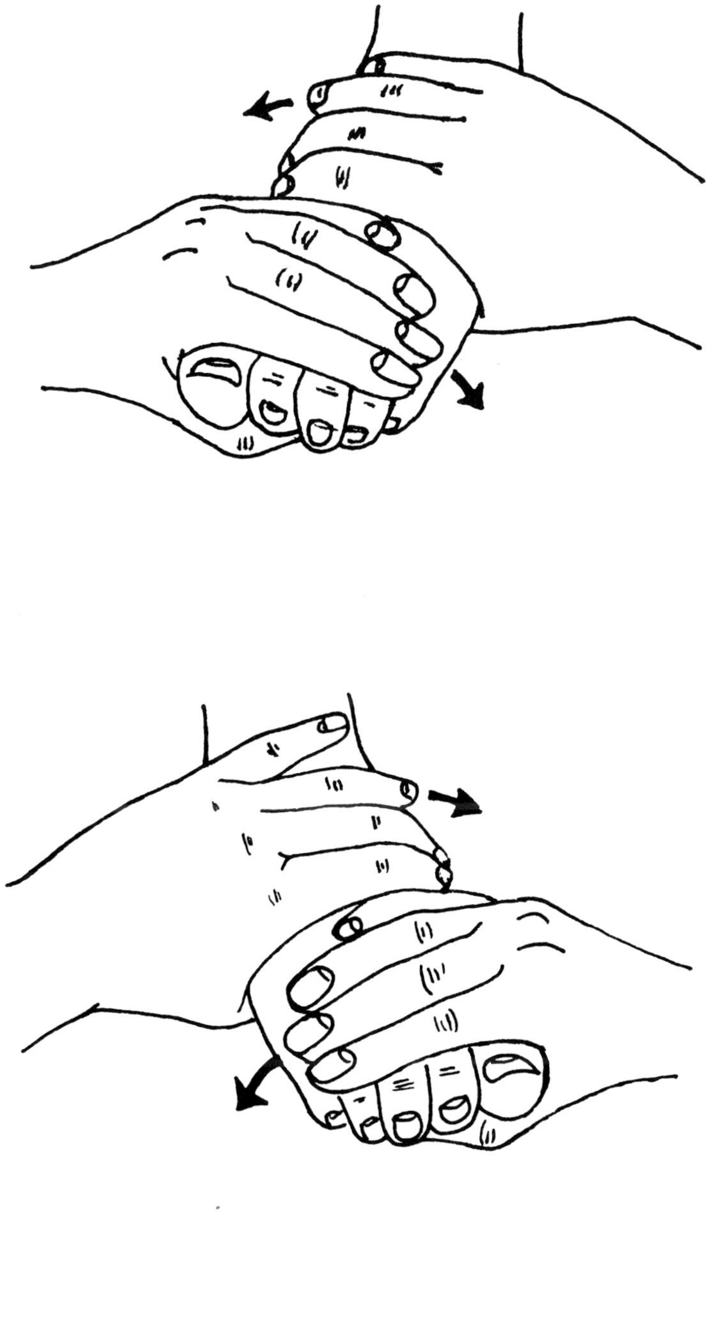

Abbildung 74

6. Kapitel

Die Reflexzonenmassage und die häufigsten Beschwerden

Im Hinblick auf alle Wechselwirkungen zwischen den verschiedenen Systemen im Innern des Organismus ist eine vollständige Reflexzonenmassage immer die beste Behandlung.

Häufig stellen Studenten der Reflexzonentherapie Fragen wie: „Welche Zone muss man massieren, wenn jemand Kopfschmerzen hat?" Die zutreffendste Antwort darauf lautet: „Den ganzen Fuss."

Das Kopfweh kann in der Tat von Verstopfung, Hals-Nacken-Beschwerden, von mit der Gallenblase zusammenhängenden Problemen, solchen der Augen und Sicht oder von einer nervösen Verspanntheit herrühren. Nur wenn man den ganzen Fuss massiert, treten die sensiblen Stellen in Erscheinung, kann man den Ursprung der Kopfschmerzen begründet vermuten und diese empfindlichen Bereiche massieren, um dem Patienten Erleichterung zu verschaffen.

Um dem Leser nun ein nützliches Referenzsystem an die Hand zu geben, folgt hier in alphabetischer Reihenfolge eine Liste der häufigsten Beschwerden mit einer kurzen Beschreibung derselben. Ferner weisen wir auf die jeweils wichtigsten Zonen hin, die in den entsprechenden Fällen zu massieren sind.

Allergien

Es handelt sich um eine Überreaktion des Immunsystems des Organismus auf bestimmte Stoffe, die Allergene genannt werden.

Zu den häufigsten Allergien zählen der Heuschnupfen, bestimmte Formen der Konjunktivitis, Reaktionen auf gewisse Medikamente oder Nahrungsmittel, Asthma, Urtikaria.

Bei sämtlichen Allergien zu massierende Zonen:

- Die Hypophyse; sie reguliert das gesamte innersekretorische System,
- die Nebennieren und
- die Drüsen des Reproduktionsapparates.

Diese Drüsen sind einbezogen in alles, was Entzündungsprozesse und Abwehrmechanismen des Organismus betrifft.

Anämie (Blutarmut)

Störung des Organismus, bei der die Zahl der in einer bestimmten Menge Blut zirkulierenden roten Blutkörperchen zu niedrig oder der Hämoglobingehalt mangelhaft ist.

Die Blutarmut kann durch Blutverlust, eine Störung in der Produktion der roten Blutkörperchen, Mangel an Vitamin B 12, an Eisen oder auch durch eine chronische Infektion oder die Unfähigkeit des Knochenmarkes zur Herstellung einer ausreichenden Menge roter Blutkörperchen verursacht sein.

Folgende Zonen werden massiert:

- Die Milz; sie ist an der Hämoglobinbildung beteiligt,
- die Wirbelsäule in ihrer ganzen Länge zur Unterstützung des Nervensystems in seiner Gesamtheit,
- die langen Knochen; in ihrem Mark entstehen die roten Blutkörperchen.

Angina und Halsweh

Infektion des Rachens.

Folgende Zonen werden massiert:

- Die Nebennieren, um den Organismus im Kampf gegen die Infektion zu unterstützen,
- die grosse Zehe, rundum und vor allem oben und an der Basis, um örtliche Schmerzen zu mindern.

Angina pectoris

Schmerzen im Thoraxbereich, hervorgerufen durch eine Überanstrengung, starke Aufregung, schwerverdauliches Essen. Dieser Schmerz entsteht infolge unzureichender Durchblutung des Herzens. Absorption oder Inhalation eines Vasodilatators bringen ihn im allgemeinen zum Abklingen oder Verschwinden.

Massiert werden folgende Zonen:

- Das Herz, damit es wieder in regelmässigen Takt kommt,
- das Sonnengeflecht, um zur allgemeinen Entspannung beizutragen.

Arthritis

Eine chronisch verlaufende und fortschreitend-übergreifende Krankheit mit Schmerzen und manchmal Schwellungen in den Fingergelenken, im Handgelenk, in den Knie- und Fussgelenken.

Die Ursachen dieses Leidens sind unbekannt. Es kommt bei Frauen häufiger als bei Männern vor. Stresssituationen scheinen bei dieser Störung eine Rolle zu spielen.

Folgende Zonen werden massiert:

- Der ganze Fuss und besonders
- die Nieren, um die Ausscheidung der Abfallprodukte zu fördern,
- die Nebennierenrinden, um sie in ihrer entzündungshemmenden Wirkung zu unterstützen,
- das Sonnengeflecht zur Förderung der Entspannung.

Bronchialasthma

Eine allergische, durch Dyspnoe, „wheezing", gekennzeichnete Erscheinung; sie wird durch Zusammenziehen der kleinen Bronchien und Bronchiolen verursacht.

Zu massierende Zonen:

- Die Nebennierenrinden zwecks Anregung der Adrenalinproduktion,
- die Ileozäkalklappe, damit sie die Ausscheidung des während der Krise produzierten Schleims stimuliert,
- das Sonnengeflecht, um die Spannung, welche die Krise begleitet, herabzusetzen,
- die Zehen, die Lungen und die Punkte der Lymphdrainage zur Stärkung der vom Asthmaanfall mitbetroffenen Organe.

Krebs

Störung des normalen Zellwachstums, entweder in einem bestimmten Organ oder im Gesamtorganismus.

Die Krebserkrankung ist ein äusserst komplexes und verbreitetes Leiden, das heute in einem von drei Fällen geheilt werden kann. Je früher Krebs entdeckt wird, desto besser sind die Heilungschancen.

Zonen, die massiert werden:

- Die Hypophyse; sie spielt eine Rolle beim Wachstum der Tumore;
- das Sonnengeflecht, um dem Patienten zu helfen, sich weitmöglichst zu entspannen;
- diejenige Zone, welche der Lokalisation des Tumors im Organismus entspricht.

Wichtig:

Im Falle eines Karzinoms ist wie bei allen anderen Erkrankungen darauf zu achten, dass die Reflexzonenmassage lediglich etwas Ergänzendes sein kann, eine Unterstützung des Organismus. Sie ist in keinem Fall dazu bestimmt, ärztliche Behandlung zu ersetzen.

Katarakt

Degenerative Störung, die zu einer Trübung des Kristallkörpers und auf diese Weise zum Verlust des Sehvermögens führt.

Dieses Leiden kann in fortgeschrittenem Alter auftreten oder die Folge einer Verletzung sein.

Folgende Zonen werden massiert:

- Die Regionen der Augen und Ohren wegen ihres unmittelbaren Kontaktes zueinander. Die Massage kann sogar nach einer Operation zur Unterstützung des Vernarbungsprozesses dienen,
- die Wirbelsäule, um mögliche Spannungen zu reduzieren.

Kolitis

Entzündung des Dickdarms. Es handelt sich um eine auch „côlon irritable“ genannte Funktionsstörung.

Die Ursache dieses Leidens ist unbekannt.

Zonen, die massiert werden:

- Der Dickdarm,
- die Nebennieren zur Stärkung des Organismus in der Entzündungsbekämpfung,
- das Sonnengeflecht zur Verringerung der häufig vorhandenen Spannung.

Wirbelsäule – Rückenschmerzen

Die Wirbelsäule ist das Stützsystem des gesamten Organismus. Sie schützt das Rückenmark und die aus ihm heraustretenden Nerven. Auf diese Weise kontrolliert sie grosse Segmente des Organismus.

Die Wirbelsäule wird durch schlechte Haltung, andauernde Spannungen, Überanstrengungen und schlechtes Schuhwerk beeinträchtigt. Rückenschmerzen zählen deshalb zu den häufigsten Beschwerden. Hexenschuss, Hüftleiden und diskale Hernien sind gang und gäbe heutzutage.

Folgende Zonen werden massiert:

- Die gesamte Wirbelsäule,
- die Hüften,
- das Untere der Ferse,
- über der Achillessehne.

Die ersten Anwender der Reflexzonentherapie massen auch den Zähnen grosse Bedeutung bei. Obwohl es sehr schwierig ist, diesen Zusammenhang anders als mit der Zonentherapie zu erklären, lohnt es sich, im Falle wiederholt auftretender Hüftbeschwerden eine Zahnkontrolle durchführen zu lassen. Es scheint, dass sich in solchen Fällen häufig der dritte Mahlzahn in schlechtem Zustand befindet.

Konstipation (Verstopfung)

Ein Leiden mit erschwertem oder zu seltenem Stuhlgang.

Zu massierende Zonen:

- Die Därme,
- die Leber und die Gallenblase zur Stimulierung der Gallenproduktion,
- die Nebennierenrinden; sie sind an der Peristaltik der glatten Muskeln beteiligt,
- das Sonnengeflecht zur Spannungsminderung.

Depression

Ein Leiden, das sich durch ein tiefes Gefühl der Mutlosigkeit, durch Pessimismus und geringes Selbstwertgefühl darstellt. Die Depression hat verschiedene Schweregrade; ihr können innere oder äussere Ursachen zugrunde liegen.

Folgende Zonen werden massiert:

- Der ganze Fuss. Die Tatsache der Verabreichung einer Reflexzonenmassage ist an sich schon heilend. Man kann sich auf die Hypophyse, die Schilddrüse oder die innersekretorischen Drüsen im allgemeinen konzentrieren,
- das Sonnengeflecht als Hilfe zur Entspannung.

Diabetes

Eine durch die Unfähigkeit des Organismus gekennzeichnete Störung, die mit der Nahrung aufgenommenen Kohlenhydrate zu verbrennen. Ursache ist eine unzulängliche Insulinproduktion.

Das Insulin ist ein von den B-Zellen der Langerhans Inseln im Pankreas produziertes Hormon.

Kennzeichen dieser Krankheit sind Hyperglykämie (anormaler Anstieg des Zuckerspiegels im Blut), Glykosurie (anormal hohe Zuckeranteile im Urin), Polyurie (häufiger Harndrang), Polyphagie (übermässiger Appetit; Esssucht), Pruritus (starker Juckreiz), Schwäche und Gewichtsabnahme.

Häufig sind Kreislaufprobleme mit Diabetes verbunden.

Zu massierende Zonen:

- Die Hypophyse – wegen ihrer Wirkung auf das Pankreas,
- die Schilddrüse, die Leber und die Nebennieren.

Dymenorrhoe

Schmerzhaftes Regelbluten. Nicht alle Ursachen dieses Leidens sind bekannt. Der Schmerz scheint jedoch hervorgerufen zu werden durch:

- Einen Uterusspasmus,
- eine Uteruskontraktion,
- eine Veränderung im Bereich der Gefässe

oder durch mehrere dieser Faktoren gemeinsam.

Massiert werden folgende Zonen:

- Die Reproduktionsorgane,
- das Sonnengeflecht zur Spannungsminderung,
- die Hypophyse.

Ekzem

Krankheit der Haut, die vielfache Ursachen haben kann und sich auf verschiedene Weise manifestiert.

Folgende Zonen sind zu massieren:

- Schilddrüse und Nebennieren,
- Nieren und Lymphsystem.

Lungenemphysem

Durch eine anormale Erweiterung der ausserhalb der Endbronchiole gelegenen lufthaltigen Räume gekennzeichneter Zustand der Lunge. Dieser geht mit abbauenden Gewebstörungen ihrer Wände einher.

Zonen, die massiert werden:

- Lungen, Bronchien und Nebenhöhlen,
- das Sonnengeflecht als Hilfe zur Entspannung.

Epilepsie

Eine durch Krisen mit Veränderung des Bewusstseinszustandes und motorische Aktivität charakterisierte Störung der Hirnfunktion.

Die Krisen sind oft von Konvulsionen, Stürzen und unwillkürlichen Muskelkontraktionen begleitet.

Massage folgender Zonen:

- Der ganze Fuss ist zu massieren, wobei die empfindlichen Stellen aufmerksam beobachtet werden.

- Sehr häufig erweist sich die grosse Zehe als sensibel; hier muss nun ganz besonders massiert werden.

Müdigkeit

Eine häufige Erscheinung bei vielen Menschen. Es herrscht das Gefühl vor, nicht genügend Kraft und Ausdauer zu haben, alles das zu tun, was man tun muss.

Die Gründe sind selbstverständlich vielfältig. Doch vermag die Reflexzonenmassage zu helfen, indem sie u. a. Entspannung ermöglicht und den Patienten bereit macht, Energie vom Massierenden aufzunehmen.

Massiert werden folgende Zonen:

- die Hypophyse
- die Schilddrüse
- die Nebennieren.
- Das Sonnengeflecht kann man ebenfalls massieren, um zur Entspannung des Patienten beizutragen.

Fieber

Gesamterhöhung der Körpertemperatur, oft mit einer Infektion verbunden.

Zu massierende Zonen:

- Die Hypophyse; jede halbe Stunde, bis das Fieber sinkt.

Flatulenz (Blähungen)

Entstehung gastrointestinalen Gases, das zu einer mehr oder weniger grossen Aufblähung des Magens oder der Därme führt.

Folgende Zonen werden massiert:

- Die Sigma-Schleife,
- die Därme ganz allgemein,
- das Sonnengeflecht.

Glaukom

Erkrankung der Augen durch Erhöhung des Augeninnendruckes, der Sehstörungen verursacht und von leichter Beeinträchtigung des Sehvermögens bis zur Blindheit führen kann.

Zonen, die massiert werden:

- Augen und Ohren (da sie nahe beieinander sind),
- Halswirbelsäule und Hals.

Gicht

Ein durch vermehrte Harnsäure im Blut charakterisiertes Leiden mit Entzündung der Gelenke. Die Anfälle sind plötzlich und schmerzhaft. Oft ist die grosse Zehe Sitz der Entzündung.

Massiert werden folgende Zonen:

- Die Nieren; sie sind verantwortlich für die Harnsäureausscheidung,

- diejenige Zone der Hand, welche der entzündeten Zone am Fuss der gleichen Seite entspricht.
  Beispiel: Wenn die grosse Zehe betroffen ist, wird der Daumen der rechten Hand massiert.

Hirnblutung (Schock)

Leiden, das durch das Platzen eines Blutgefässes im Gehirn verursacht wird. Es kommt zu einer Blutung und Lähmung der Körperhälfte, die der Blutungsstelle entgegengesetzt liegt.

Zu massierende Zonen:

- Nach der Blutung sind so rasch wie möglich die Hirnzonen (beide grossen Zehen) zu massieren, um die Blutversorgung in diesen Gehirnabschnitten zu verbessern.

- Auf der Seite der Hirnverletzung massieren, da der Refleximpuls nicht wie bei der Nervenbahn gekreuzt ist.

- Ferner die Halsgegend und die Herz-Zone massieren, um den Kreislauf zu aktivieren.

- Massage des Sonnengeflechtes als Relaxationshilfe.

Hypertension (Bluthochdruck)

Bei diesem Leiden muss das Herz das Blut unter starkem Druck herauspumpen, was es extrem ermüdet.

Fortschreitende Arteriosklerose (Ablagerung einer Substanz an den Arterienwänden) kann eine unzureichende Blutversorgung von Gehirn, Herz und Nieren bewirken.

Massiert werden folgende Zonen:

- Das Sonnengeflecht; der Patient kann sich entspannen, wodurch die arterielle Spannung herabgesetzt wird,
- die Nebennieren; sie sind für unsere physiologischen Reaktionen auf Stress verantwortlich.

In den letzten Jahren hat man erkannt, dass die Relaxation eine Möglichkeit zur Verhütung oder Behandlung von Bluthochdruck ist. Im Anhang bieten wir Ihnen deshalb das Beispiel einer Entspannungsübung an als Hilfe, sich selbst und den Patienten zu entspannen. Sie können diese Übung beispielsweise langsam auf Tonband sprechen und anschliessend die Kassette in entspannter Haltung hören.

Schlaflosigkeit

Unfähigkeit oder Schwierigkeit einzuschlafen oder durchzuschlafen.

Zonen, die massiert werden:

- Sonnengeflecht,
- grosse Zehe,
- Halswirbelsäule.

Kopfschmerzen (einschliesslich Migräne)

Häufig vorkommendes Auftreten eines umschriebenen Schmerzes an einer bestimmten Stelle des Kopfes. Er kann die Reaktion auf bestimmte Medikamente, auf verschiedene körperliche Probleme oder auch auf Angst und Spannung sein.

Folgende Zonen werden massiert:

Eigentlich müsste, wie in der Einleitung gesagt wurde, der ganze Fuss massiert werden, um die schmerzhaften Punkte zu entdekken – so komplex sind die Ursachen dieses Symptoms. Eine besonders grosse Erleichterung erfährt der Patient jedoch im allgemeinen durch die Massage folgender Bereiche:

- Grosse Zehe, Wirbelsäule, vor allem Halswirbelsäule, Leber, Gallenblase und Dickdarm sowie
- Sonnengeflecht, zumal bei Verspanntheit.

Menopause

Übergangsphase, die das Nachlassen der Ovarialfunktion markiert und im allgemeinen zwischen dem 40. und 50. Lebensjahr eintritt.

Manche Frauen leiden unter unangenehmen Symptomen infolge eines vorübergehenden Ungleichgewichts des Drüsensystems. Dies zeigt sich hauptsächlich durch eine gewisse Nervosität, Menstruationsstörungen, „Hitzewellen", eine bestimmte Ermüdbarkeit und manchmal eine depressive Grundstimmung, durch Schlaflosigkeit, Herzklopfen, Kopfschmerzen, Schwitzen und häufiges Wasserlassen.

Massage folgender Zonen:

- Gebärmutter und Eierstöcke,
- die innersekretorischen Drüsen,
- das Solargeflecht.

Auch nach Entfernung des Uterus muss die Zone der Gebärmutter weiterhin massiert werden, um die Vernarbungen zu verbessern und um Verklebungen entgegenzuwirken.

Morbus Parkinson

Chronisches Leiden des zentralen Nervensystems mit Verlangsamung und Versteifung der Bewegungen, Muskelschwäche und Zittern.

Die Ursache dieses Leidens ist nicht bekannt.

Zu massierende Zonen:

- Ganzmassage,
- besondere Konzentration auf den Kopfbereich,
- Halswirbelsäule.

Schnupfen

Häufig vorkommender entzündlicher Befall der oberen Atemwege: der Nase, des Rachens, manchmal der Nebenhöhlen und des Kehlkopfes.
Es handelt sich um ein durch Viren verursachtes Leiden.

Folgende Zonen werden massiert:

- Nase,
- Nebenhöhlen,
- Kopf.

Multiple Sklerose

Chronische und fortschreitende Erkrankung des zentralen Nervensystems, die sich auf physiologischer Ebene durch Nervenscheidenmarkszerstörung in Gehirn und Rückenmark und klinisch durch eine Vielfalt von Symptomen wie Sehstörungen, Schwäche, Probleme beim Gehen, geschwächte Blasenkontrolle, manchmal häufigen Stimmungswechsel, Euphorie oder Apathie äussert.

Dieses Leiden verläuft in Schüben, mit zeitweisen Verbesserungen oder Verschlechterungen.

Massage folgender Zonen:

Zunächst muss man sich hüten, ein Ergebnis oder gar eine Verbesserung zu versprechen, um keine falschen Hoffnungen beim Patienten oder seiner Umgebung zu wecken. Es ist allerdings auch besonders wichtig, regelmässig den ganzen Fuss zu massieren, mit anderen Worten: dem Patienten eine vollständige Reflexzonenmassage zu verabreichen. Die Wiederherstellung des Energieflusses kann in der Tat zu einem starken Gefühl der Erleichterung führen und den Patienten so vielleicht in seinem Kampf gegen die Krankheit unterstützen.

Sinusitis

Entzündliche Erkrankung der Nebenhöhlen.

Massiert werden folgende Zonen:

- Nebenhöhlen,
- Kopf,
- Lungen.

Manche Therapeuten gehen von einem Zusammenhang zwischen intestinalem Problem und der Sinusitis aus und empfehlen deshalb die Massage der Ileozäkalklappe. Auch wenn diese Hypothese nicht leicht zu verifizieren ist, lohnt sich auch hier der Versuch einer Massage.

Varizen und variköse Geschwüre

Eine besonders häufig im Bereich der Beinvenen anzutreffende anormale Dilatation der oberflächlichen Venen.

In Verbindung mit Veneninsuffizienz kann eine Art Ekzem, gefolgt von Ulzeration der Haut, auftreten.

Massage folgender Zonen:

- Die innersekretorischen Drüsen, besonders die den Blutkreislauf beeinflussenden Nebennierenrinden,
- der Dickdarm als Konstipationsprophylaxe.

Anmerkungen:

Diese Liste von Beschwerden ist weit davon entfernt, umfassend zu sein. Sie gestattet es jedoch, zahlreichen Menschen zu helfen, die an diesen am häufigsten vorkommenden Krankheiten leiden.

Wir möchten betonen, dass dieses Kapitel keine Rezeptliste darstellt und dass die genannten nicht die einzigen Möglichkeiten zur Behandlung der erwähnten Krankheiten sind.

Wir empfehlen, eine vollständige Reflexzonenmassage an beiden Füssen auszuführen und sich mit Sorgfalt vor allem den sensiblen Punkten zu widmen sowie sich deren Lokalisation für die folgenden Reflexzonenmassagen zu merken.

7. Kapitel

Die Anwendung der Visualisationstechniken in der Reflexzonentherapie

In den vergangenen Jahren haben wir mit Gruppen von Krebspatienten Visualisationstechniken durchgeführt und uns dabei auf die Pionierarbeit der Doktoren Simonton aus Texas, von denen wir ausgebildet wurden, gestützt.

Wir sind uns der Bedeutung dieses Zugangs in allen Domänen und zumal im Bereich der Gesundheit bewusst geworden und haben diese Methode oft in die Reflexzonenarbeit integriert.

Das Visualisieren ist eine mächtige und geheimnisvolle Kraft der menschlichen Natur. Gedanklich positive Bilder zu schaffen und sie im bewussten Teil des Selbst zu bewahren, ermöglicht einen mentalen Osmose-Vorgang, um diese Bilder bis ins Unterbewusste zu bringen. Dadurch werden bei dem, der visualisiert, latente Möglichkeiten stimuliert.

Imagination ist die Fähigkeit, in unserem Geiste eine Idee oder ein geistiges Bild zu erschaffen. In der kreativen Visualisation benutzen wir unsere Vorstellung dazu, ein klares Bild von dem zu entwerfen, was wir verwirklicht sehen möchten.

Die Wissenschaftler beginnen, etwas zu entdecken, was die Mystiker, ohne es erklären zu können, jahrhundertelang gewusst haben: Unser Universum besteht nicht aus lebloser Materie, sondern aus Energie. Was unsere Sinne als „fest“ und „abgegrenzt“ wahrnehmen, besteht in Wirklichkeit aus mikroskopischen Teilchen, welche Energie bilden. Diese vibriert in unterschiedlichen Rhythmen, und es scheint, dass alle Formen der Energie in

Wechselwirkung zueinander stehen und sich gegenseitig beeinflussen.

Heute vertreten zahlreiche Forscher die Auffassung, dass Gedanken und Gefühle gleich der Energie magnetische Eigenschaften besitzen.

Die Energie einer bestimmten Qualität und einer bestimmten Vibration hat die Tendenz, eine Energie von ähnlicher Qualität anzuziehen; das gilt ebenso für Gedanken und Gefühle. Wie oft sind Sie nicht „zufällig" jemandem begegnet, an den Sie gerade gedacht hatten!

Eine andere aktuelle Theorie besagt folgendes: Das, was wir erschaffen, machen, mit anderen Worten, ins Universum stellen, kommt in der einen oder anderen Form zu uns zurück. Wenn wir negativ eingestellt und ängstlich sind, scheinen wir die Situationen, Personen oder Ereignisse anzuziehen, die wir zu vermeiden wünschen.

Hier kann die kreative Visualisation zu einem Wachstums- und Reifungsprozess werden.

In Verbindung mit einem Weg wie der Reflexzonenbehandlung kann die Visualisation zum Ausgangspunkt für eine grundlegende Änderung des Menschen werden und die Reduzierung von Ängsten, Befürchtungen sowie der negativen Beurteilung von Ereignissen ermöglichen.

Wenn man sie nach ihrem Befinden fragte, antwortete eine Patientin, die regelmässig mit rheumatischen Gelenkschmerzen zur Reflexzonenmassage kam, stereotyp: „Schlecht, wie gewöhnlich!" Und dann begann sie, alle Wehwehchen wie eine Litanei aufzuzählen, ohne Pause und ohne Interesse für alles andere um sich herum. Die Reflexzonenbehandlung brachte ihr wenig Nutzen. Wer von uns sie auch massierte, fühlte sich nach der Massage stets sehr erschöpft.

Wir besprachen die Angelegenheit und beschlossen, dieser Patientin eine Entspannungsübung vorzuschlagen als eine die Reflexzonenmassage begleitende Visualisation. Nachdem sie zuvor gesagt hatte: „Das nützt doch nichts!“, nahm sie den Vorschlag an. Vielleicht, um uns Freude zu bereiten, vielleicht aus einem andern Grund: Jedenfalls wurde Frau X. fähig, sich zu konzentrieren, sich zu entspannen und zu visualisieren.

Als erstes wurde ihr empfohlen, sich in der Vorstellung in eine ihr überaus teure Gegend zu versetzen: in die Natur. Wir schlugen ihr vor, diesen Ort zu schaffen: Wo befindet er sich? Wie sieht er aus? Welche Temperatur herrscht dort? Welche Geräusche? Welche Gerüche? – Sie sollte sich in diese Gegend hineinträumen und dem Gefühl des Behagens, welches sie dort erleben konnte, nachspüren. Wir empfahlen ihr dann, so lange und so oft wie möglich während der Massage an diesem Ort zu verweilen.

Bei dieser Übung entspannten sich die Züge von Frau X. Sie schien sehr positiv auf die Reflexzonenmassage zu reagieren. Anschliessend luden wir sie ein, glückliche Stunden ihres Lebens zu visualisieren, sie in ihrer Vorstellung zu rekonstruieren, sich alle Details und die mit diesen glücklichen Augenblicken verbundenen Empfindungen ins Gedächtnis zurückzurufen.

Als sie während der Massage über ein bestimmtes körperliches Problem klagte, ermunterten wir die Patientin schliesslich zu visualisieren, mit „den Augen“ ihrer Vorstellung zu sehen, dass das gewünschte Ergebnis sich verwirkliche. Als sie zum Beispiel über Schmerzen im Bereich eines Gelenkes klagte, luden wir sie ein, sich ihr Gelenk ganz normal von Zwischengelenksflüssigkeit umspült und mühelos funktionierend vorzustellen. Dann sollte sie sich vorstellen, wie sie ohne Schmerzen und ohne Anstrengung schwierige Bewegungen ausführe.

Auch die Reflexzonentherapeutin bewahrte dies gleiche Bild in ihrer Imagination.

In einigen Wochen hatte die von der Visualisation begleitete Reflexzonenbehandlung Frau X. verwandelt. Sie war fähig geworden, ihre Situation in einer anderen Perspektive zu sehen, und sie war damit einverstanden, die Visualisation zwischen den Massagen bei sich daheim fortzusetzen.

Manchmal, wenn ein Patient sehr auf Visualisation anspricht, schliessen wir die Massage damit ab; das Besondere dabei besteht in einer belebenden Wirkung. Es handelt sich um eine uralte, von den Mystikern Indiens stammende und auch von Shakti Gawain in dem Buch „Stell Dir vor – kreativ visualisieren" (18) beschriebene Form der Visualisation.

Wir empfehlen sie Ihnen so, wie sie bei Personen angewandt wird, die heilen und ihre Energie fliessen lassen möchten:

„Leg dich auf den Rücken, die Arme zur Seite; du kannst die Hände auch auf den Bauch legen. Mach die Augen zu, entspanne dich, und atme weich, tief und langsam.

Stell dir vor, dass ein strahlendes, goldenes Leuchten über deinem Kopf ist. Atme tief und langsam fünfmal ein und aus – bleib mit deiner Aufmerksamkeit bei dem Leuchten und spüre, wie die Strahlen oben aus deinem Kopf kommen.

Lenk nun deine Aufmerksamkeit zur Kehle. Stell dir wieder ein goldenes Leuchten vor, das von diesem Bereich ausstrahlt. Atme langsam fünfmal ein und aus, und betrachte aufmerksam dieses Licht.

Geh mit deiner Aufmerksamkeit hinunter zu deinem Brustzentrum. Stell dir noch einmal das goldene Licht vor, wie es seine Strahlen von der Mitte deiner Brust aussendet. Mach wieder fünf tiefe Atemzüge, wenn du spürst, dass immer mehr Energie freigesetzt wird.

Richte als nächstes deine Aufmerksamkeit auf das Sonnengeflecht (Solarplexus); visualisiere, wie das goldene Licht die ganze Körpermitte umschliesst. Atme langsam fünfmal in diesen Bereich.

Male dir nun aus, wie dein Becken in Licht getaucht ist und von Licht umgeben wird. Mach wieder fünf tiefe Atemzüge. Spüre, wie die Lichtenergie ihre Strahlen aussendet und sich immer mehr ausbreitet.

Sieh zum Schluss deine Füsse von strahlendem Licht umhüllt, und atme wieder fünfmal in diesen Bereich.

Stell dir nun vor, alle sechs Lichtkugeln leuchten gleichzeitig, und dein Körper ist wie eine Perlenkette, die Energie ausstrahlt.

Atme tief und denke dir, dass beim Ausatmen Energie aussen an deiner linken Körperseite von der Schädeldecke bis zu den Fusssohlen entlangfliesst. Beim Einatmen fliesst sie an der rechten Körperseite entlang wieder zurück. Lass sie dreimal so um deinen Körper kreisen.

Visualisiere, wie die Energie ganz oben vom Kopf bis zu den Füssen fliesst, diesmal entlang der Vorderseite des Körpers. Und atme dabei langsam aus. Spüre beim Einatmen, wie sie entlang der Körperrückseite wieder zum Kopf hinauffliesst. Lass den Fluss in dieser Richtung dreimal kreisen.

Stell dir jetzt vor, dass sich die Energie in den Füssen sammelt.

Lass sie langsam von den Füssen zum Kopf fliessen, durch dein Körperzentrum hindurch. Sieh, wie sie oben aus deinem Kopf wie eine Lichtfontäne herausschiesst und dann ausserhalb des Körpers wieder zu den Füssen zurückfliesst. Wiederhole es sooft es dir Spass macht.

Nach dieser Meditation wirst du tief entspannt und doch wach und voller Energie sein."

(18) Auszug aus *„Stell Dir vor – kreativ visualisieren"* von Shakti Gawain.

Bezüglich der Mechanismen, welche aus der Visualisation einen so nützlichen Zugang machen, sind noch zahlreiche Einsichten erforderlich. Wir sind erst bei den allerersten Versuchen einer Erklärung dieses Phänomens; das trifft gleichermassen auch auf die Reflexzonentherapie und andere Interventionen holistischer Art zu.

Von der Visualisation lässt sich wie von der Reflexzonenbehandlung sagen: Wir können keine präzisen Erklärungen zum „Wie" anbieten. Von dem, was geschieht, wissen wir, dass sich die Patienten erleichtert fühlen, dass sie wachsen, sich entfalten und ein für sich selbst und ihre Umgebung erfüllteres Leben führen.

Kenneth Pelletier, einer der Begründer der holistischen Gesundheit, hat einmal gesagt: „Gesundheit existiert nur, wenn Körper und Geist harmonisch funktionieren."

Vielleicht kann die Reflexzonenbehandlung in Verbindung mit der Visualisation einigen Menschen helfen, eine bessere Gesundheit zu erlangen.

8. Kapitel

Die Reflexzonenmassage der Hände

Mildred Carter hat die Reflexzonenbehandlung der Hände in massgeblicher Weise entwickelt. Die Begründer dieses Zugangs in unserer Kultur, Dr. William Fitzgerald und Dr. Joe Selbey Riley, hatten sie bereits in ihren Schriften erwähnt. Aber es ist Mildred Carter, der wir die gegenwärtige Entwicklung verdanken.

Diese Massage beruht auf den gleichen Prinzipien wie die der Füsse und wird unter den gleichen Bedingungen durchgeführt. Ihre Besonderheit liegt vor allem in der Erreichbarkeit der Hände begründet, die leichter als die Füsse massiert werden können, zumal bei der Selbstmassage.

Die auf den Füssen „reflektierten" Zonen finden sich nach der gleichen Logik auch auf den Händen wieder (Abbildungen 75 und 76). Das an den Fingerspitzen Lokalisierte findet sich gleichermassen an den Zehenspitzen (die Nebenhöhlen). Das Gehirn wird an der Daumenspitze und die Wirbelsäule an der Aussenseite des Daumens reflektiert, usw.

Die Massagetechnik ist die gleiche wie beim Fuss: Der Daumen (oder Zeigefinger) bewegt sich „raupenförmig" nach vorn. Auch die Reihenfolge, in welcher die verschiedenen Bereiche massiert werden, bleibt die gleiche.

Die sensiblen Stellen werden genau überprüft und einige Sekunden lang leicht massiert.

Mildred Carter schlägt vor, zur Massage der Hände verschiedenartige Instrumente oder Gegenstände zu verwenden. Unsere Erfahrung hat allerdings gezeigt, dass mit der Verwendung von Instrumenten immer eine Gefahr verbunden ist. Man kann die Haut des Patienten verletzen, und mehr noch als anderes verhindert man dadurch die Übertragung der Energie vom Masseur auf den Massierten.

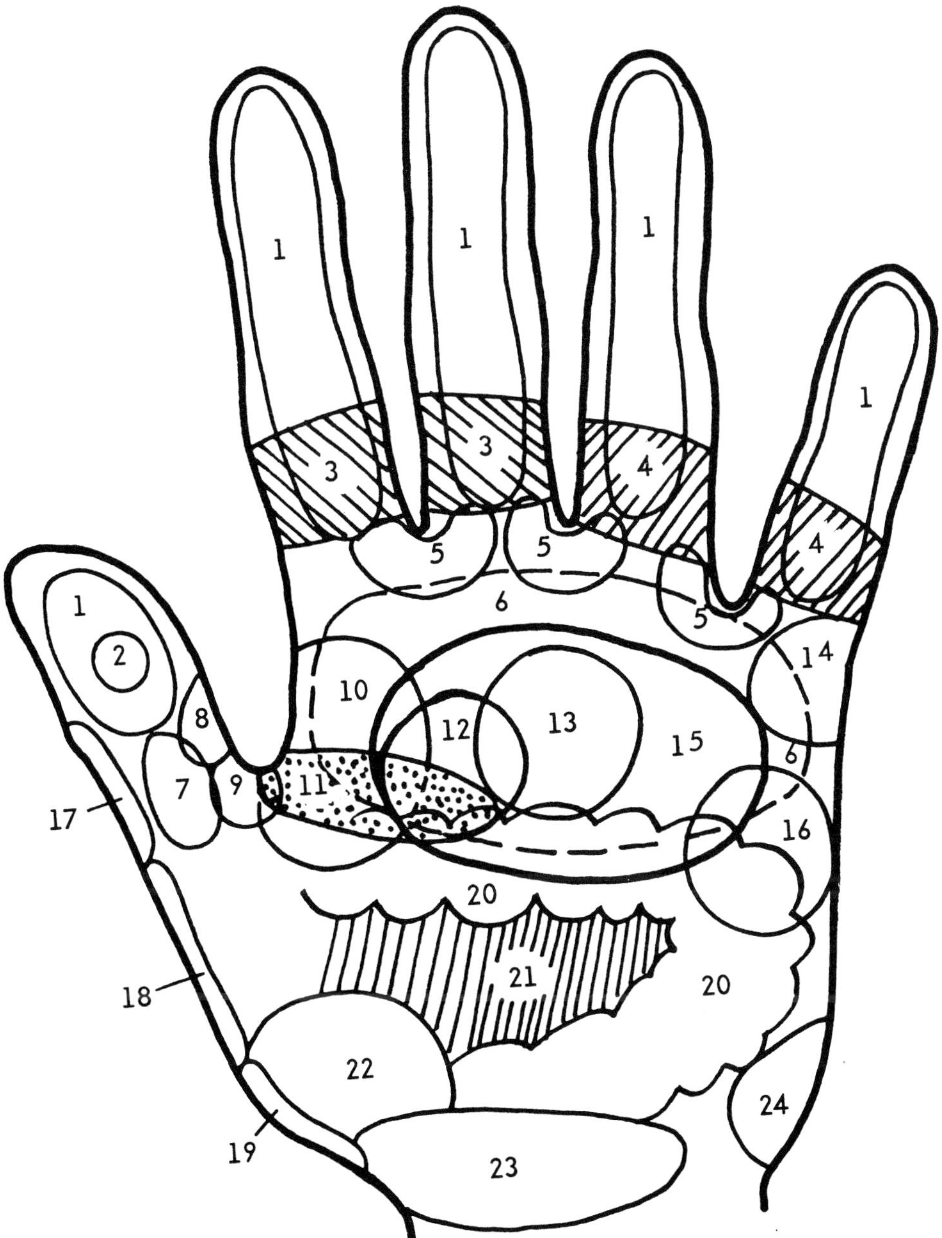

LINKE HAND
HANDINNENFLÄCHE

Abbildung 75

1. KOPF, GEHIRN, ZÄHNE, NEBENHÖHLEN
2. HIRNANHANGDRÜSE
3. AUGE
4. OHR
5. LYMPHDRAINAGE
6. LUNGE UND BRONCHIEN
7. NACKEN, HALS
8. MANDELN
9. SCHILDDRÜSE UND NEBENSCHILDDRÜSE
10. MAGEN
11. BAUCHSPEICHELDRÜSE
12. NIERE UND NEBENNIERE
13. SONNENGEFLECHT
14. SCHULTER
15. HERZ (nur links)
16. MILZ (nur links)
17. HALSWIRBELSÄULE
18. BRUSTWIRBELSÄULE
19. LENDENWIRBELSÄULE, KREUZBEIN UND STEISSBEIN
20. QUERDARM, ABSTEIGENDER DICKDARM (nur links) und SIGMA-SCHLEIFE (nur links)
21. DÜNNDARM
22. HARNBLASE, GESCHLECHTSORGANE
23. BECKEN, LYMPHDRAINAGE, ISCHIAS, MASTDARM
24. HÜFTE, BEIN, KNIE

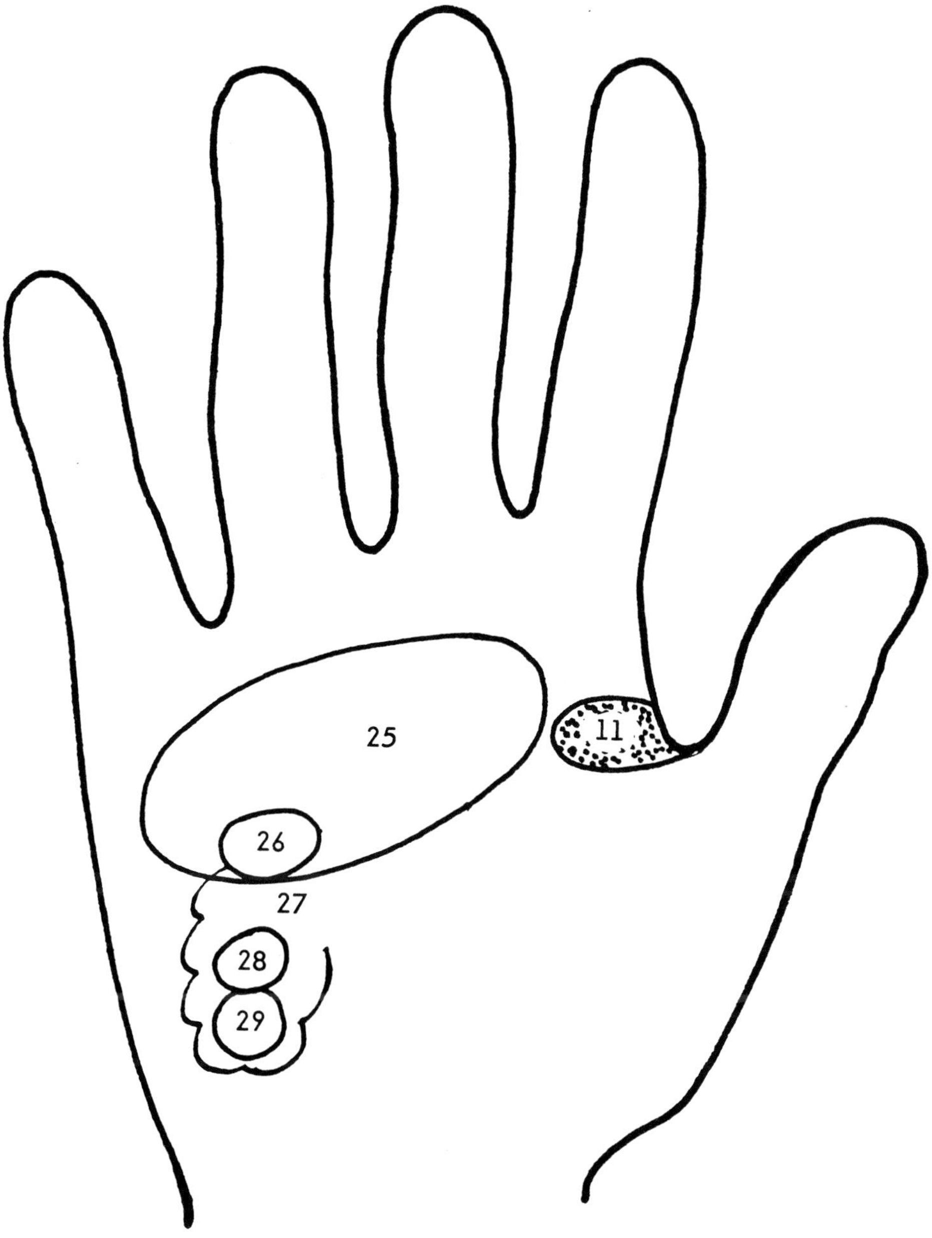

RECHTE HAND
HANDINNENFLÄCHE

Abbildung 75

Alles für die linke Hand Bemerkte gilt gleichermassen für die rechte Hand, mit folgenden Ausnahmen:

11. BAUCHSPEICHELDRÜSE
25. LEBER (wesentlich rechts)
26. GALLENBLASE (nur rechts)
27. AUFSTEIGENDER DICKDARM (nur rechts)
28. WURMFORTSATZ (nur rechts)
29. ILEOZÄKALKLAPPE (nur rechts)

Bemerkung: Es sei erwähnt, dass Sie beim Massieren des Handrückens die hier projizierten Organe wie den Magen, das Herz und die Leber ansprechen.

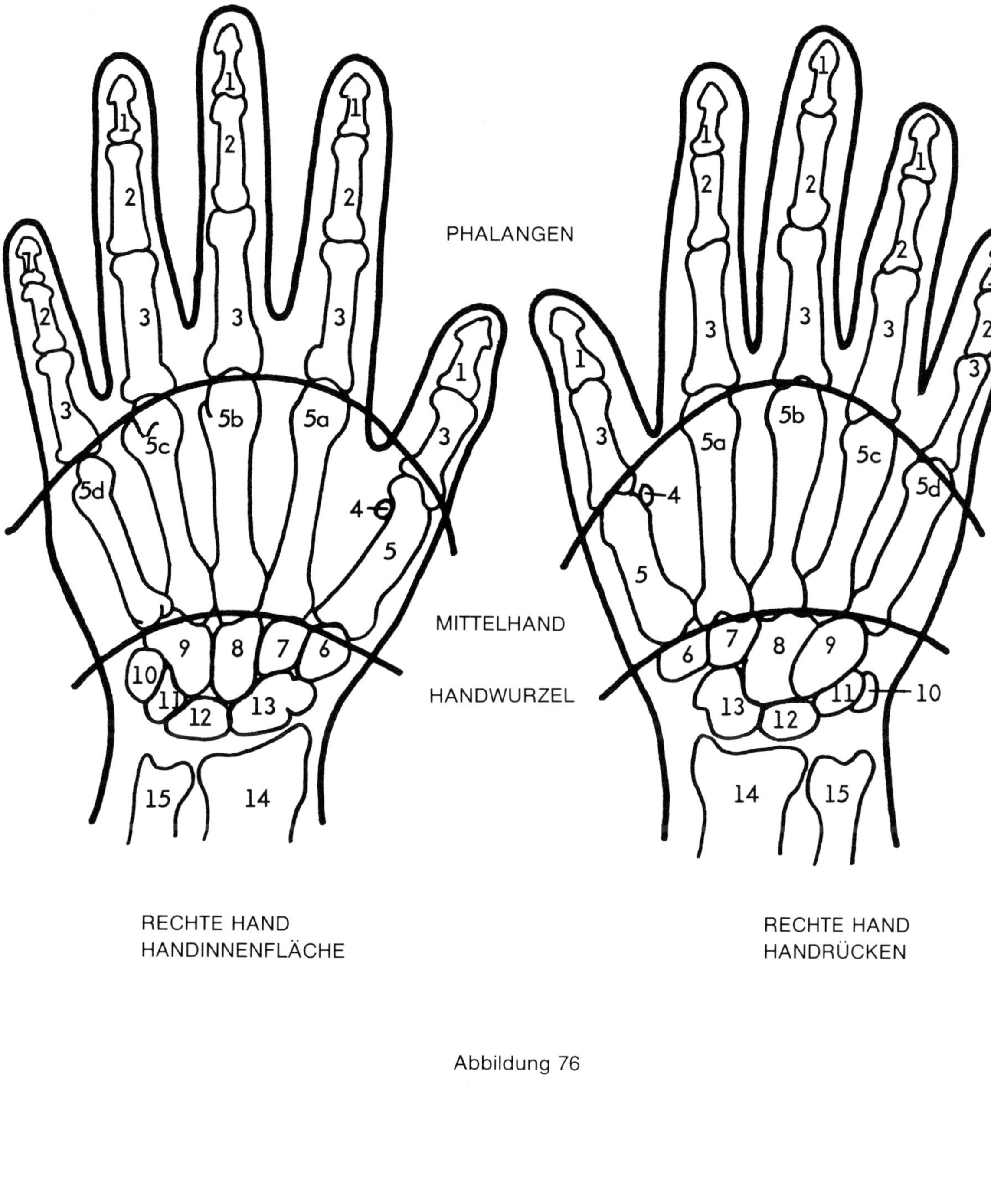

Abbildung 76

1. PHALANX DISTALIS/ENDGLIED
2. PHALANX MEDIA/MITTELGLIED
3. PHALANX PROXIMALIS/GRUNDGLIED
4. SESAMBEIN/SEHNENBEIN
5. ERSTER MITTELHANDKNOCHEN

5a. ZWEITER MITTELHANDKNOCHEN

5b. DRITTER MITTELHANDKNOCHEN

5c. VIERTER MITTELHANDKNOCHEN

5d. FÜNFTER MITTELHANDKNOCHEN

6. GROSSES VIELECKBEIN
7. KLEINES VIELECKBEIN
8. KOPFBEIN
9. HAKENBEIN
10. ERBSENBEIN
11. DREIECKBEIN
12. MONDBEIN
13. KAHNBEIN
14. SPEICHE
15. ELLE

9. Kapitel

Die Strukturen des Fusses

Ein Reflexzonentherapeut muss den Fuss gut kennen: seine Anatomie, die Strukturen, aus denen er zusammengesetzt ist.

Den Fuss berühren und die Reflexzonen massieren – das ist in erster Linie Kontaktaufnahme mit seinen Muskeln und Knochen.

Dieses Kapitel will die Knochen und Muskeln des Fusses und des Beines im Detail vorstellen.

Der Fuss ist von beweglicher Struktur und fähig, Lasten zu tragen. Die Knochen des Mittelfusses und der kurzen Phalangen haben mit dieser Fähigkeit zu tun. Die durch Sehnenbänder verstärkte und zusammengehaltene und durch Muskeln beeinflusste Knochenstruktur bildet die Längs- und Querwölbungen der Fusssohlen. Ihre Aufgabe besteht darin, Stösse aufzufangen und das Gleichgewicht des Körpers zu erhalten.

Die Fusssohlen-Gewölbe:

- bilden die durch Bänder verstärkte und zusammengehaltene und von Muskeln beeinflusste Knochenstruktur,
- wirken wie ein elastisches System mit der Fähigkeit, Stösse aufzufangen und das Gewicht beim Stehen oder Gehen zu verteilen,
- werden durch das Laufen mit nackten Füssen auf unebenem Boden stimuliert und gekräftigt,
- werden durch die Wirkung des Körpergewichts breitgedrückt und gedehnt.
- Es gibt drei davon:

a) Die innere Längswölbung ist die längste und besteht aus fünf Knochen (plus Bändern und Muskeln).

Die mittlere Längswölbung verlagert das Körpergewicht beim Stehen zum Boden und beim Gehen auf die grosse Zehe. Sie schafft so ein Steuerungssystem, das der Haltung beim Gehen Spannkraft verleiht.

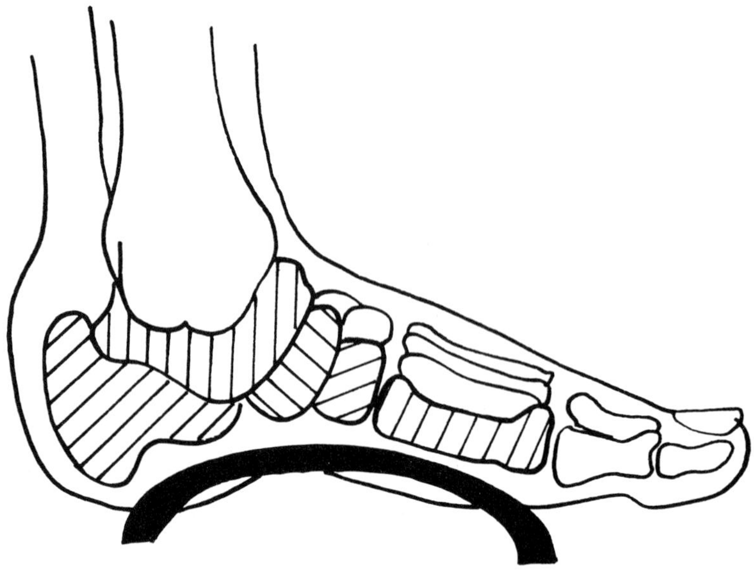

b) Die äussere Längswölbung besteht aus vier Knochen (plus Bändern und Muskeln).

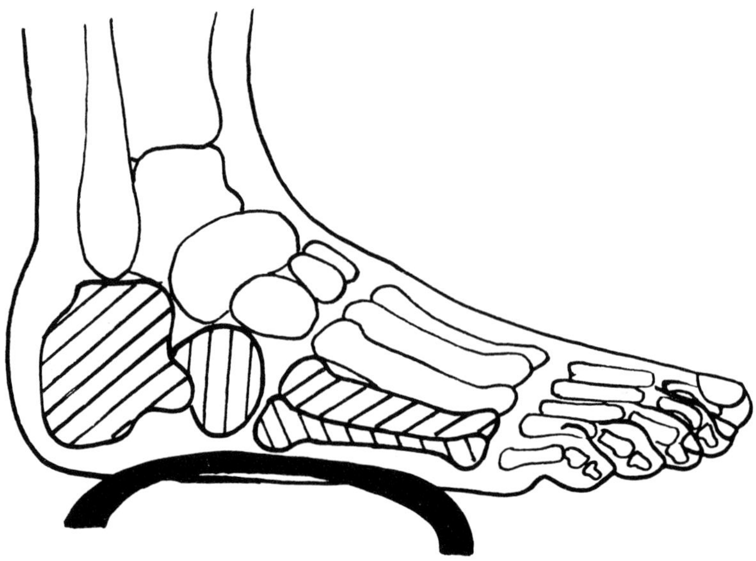

c) Die Querwölbung besteht aus sieben Knochen: fünf Mittelfussknochen und die beiden Sesamknochen aussen und innen.

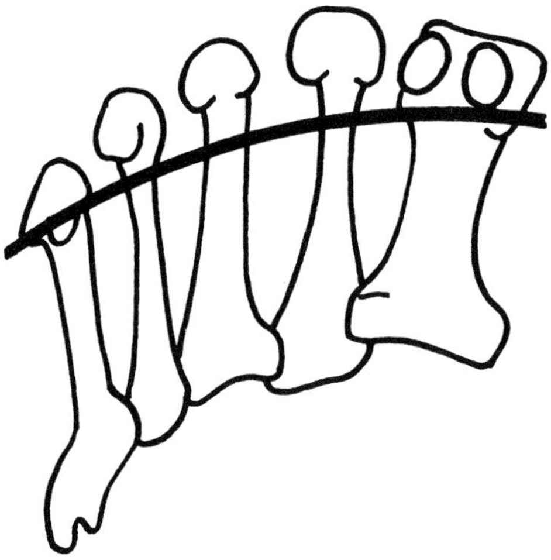

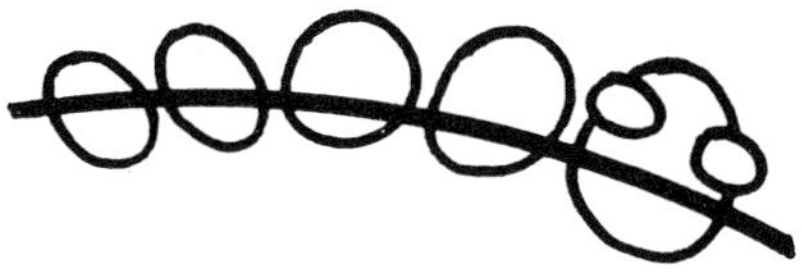

QUERSCHNITT

Sohlenansicht der Fusswölbungen:

a) Innere Längswölbung

b) Äussere Längswölbung

c) Querwölbung

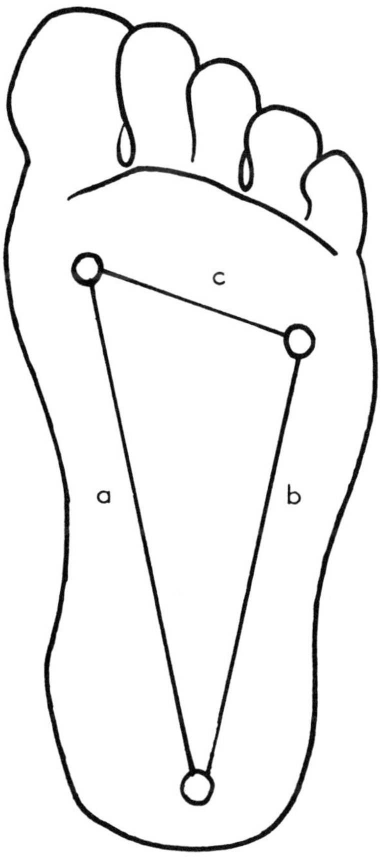

Skelettstruktur des Fusses

Das Skelett des Fusses wird von 17 Knochen gebildet:

a) Fünf Zehen, bestehend aus 14 Phalangen. Die grosse Zehe besitzt zwei Phalangen, während die anderen drei haben.

b) Fünf Mittelfussknochen (oder Vorderfuss)

c) Sieben Fusswurzelknochen
- das Sprungbein (Talus)
- das Fersenbein (Calcaneus)
- das Kahnbein (os naviculare)
- das Würfelbein
- die drei Keilbeine

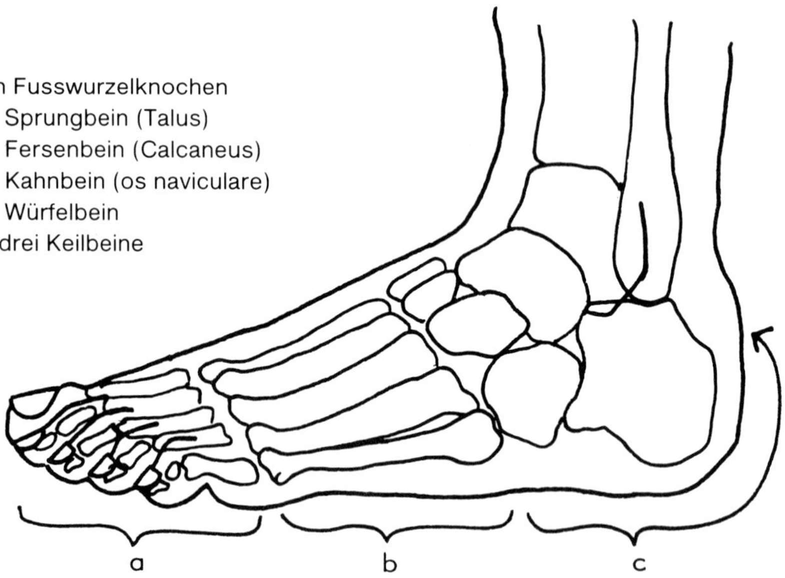

Das Gewicht des Körpers:

1. wird vom Schienbein auf das Sprungbein verlagert,

2. dann von diesem auf die Ferse (Calcaneum) und

3. schliesslich über das Kahnbein (Os naviculare) auf die Mittelfussknochen verteilt.

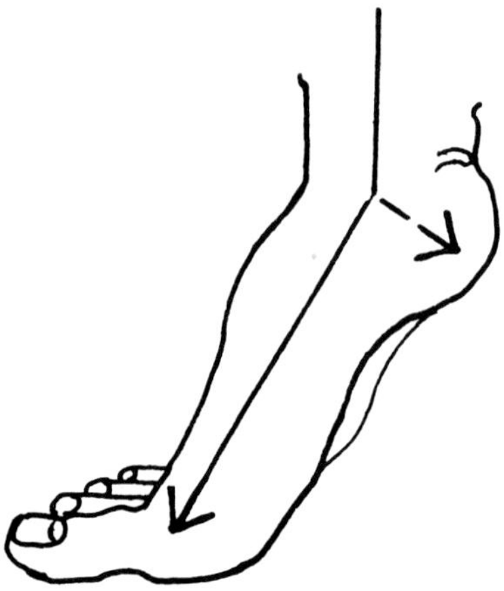

Die Knochen des Fusses

- Das Fersenbein ist der grösste Knochen
- In dieser Position sind die Mittelfussknochen konkav

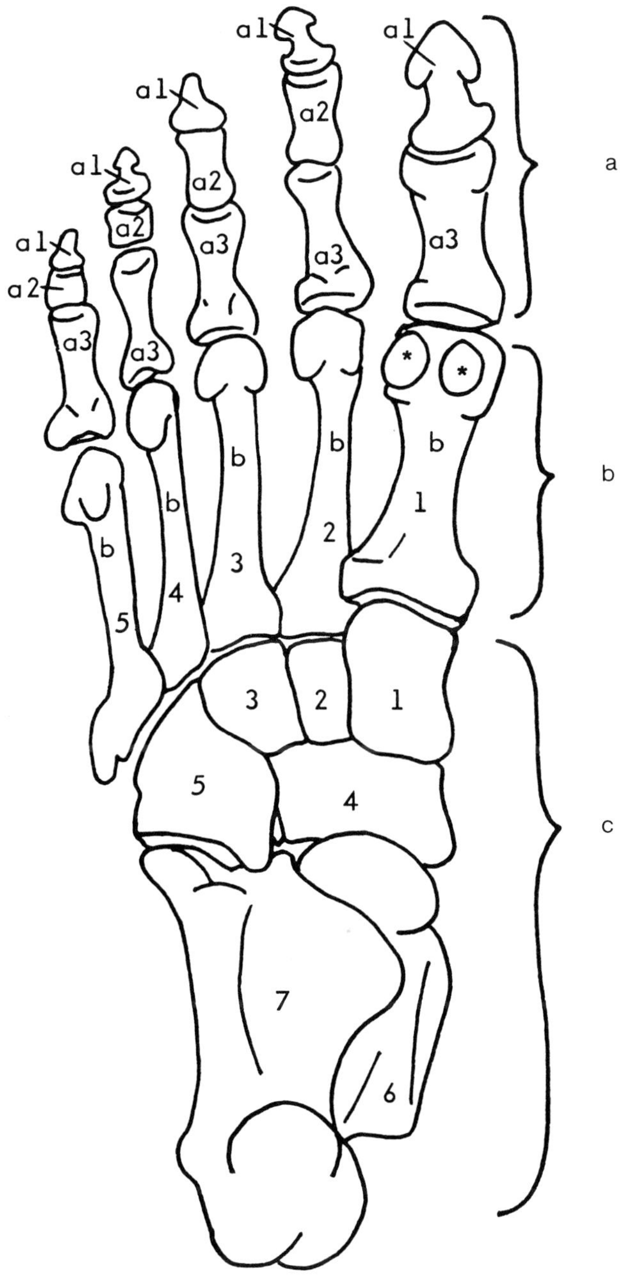

a *PHALANGEN*
a1 Endglied
a2 Mittelglied
a3 Grundglied

b *MITTELFUSSKNOCHEN*
* Sehnenknochen

c *FUSSWURZELKNOCHEN*
1 Keilbein
2 Keilbein
3 Keilbein
4 Würfelbein
5 Kahnbein
6 Sprungbein
7 Fersenbein

SOHLENANSICHT DES RECHTEN FUSSES

In dieser Position sind die Mittelfussknochen konvex

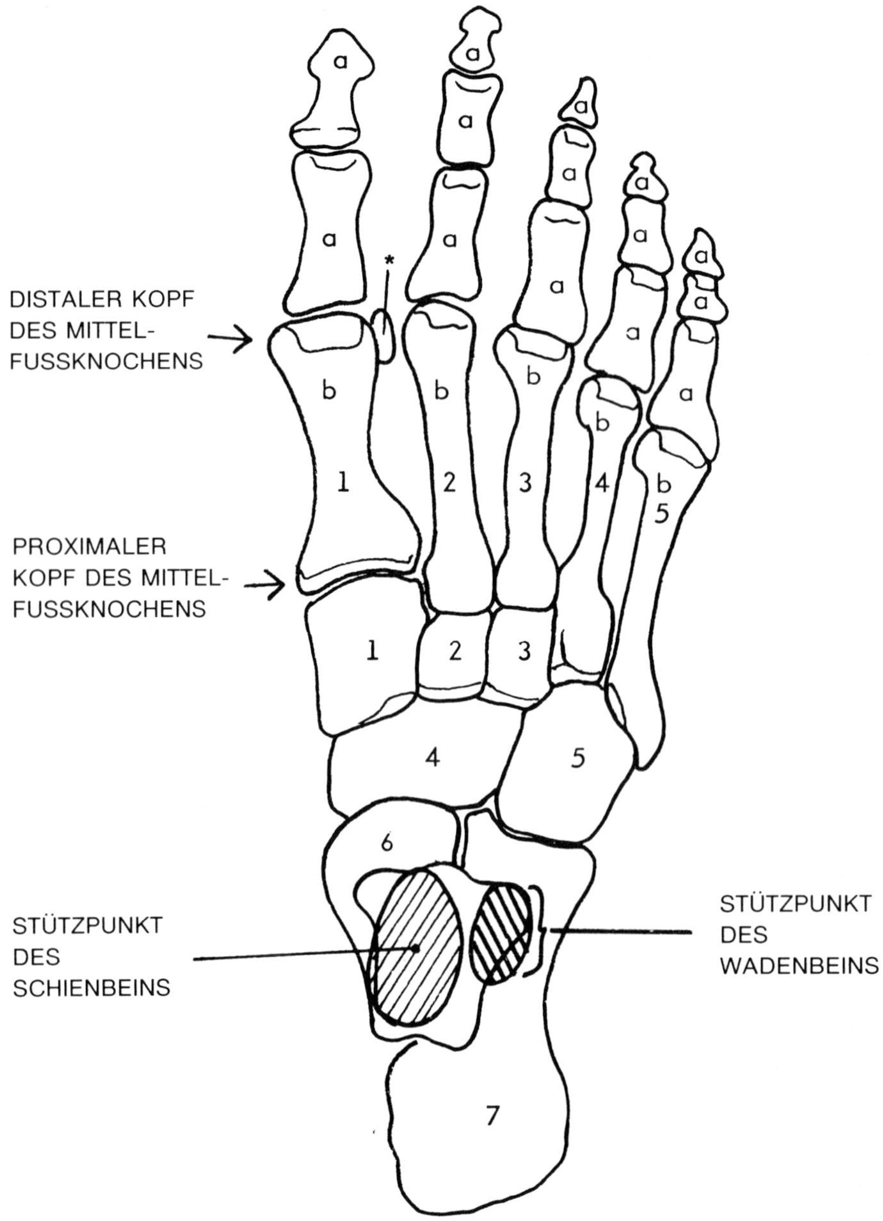

RÜCKENANSICHT DES RECHTEN FUSSES

Die Muskeln des Fusses

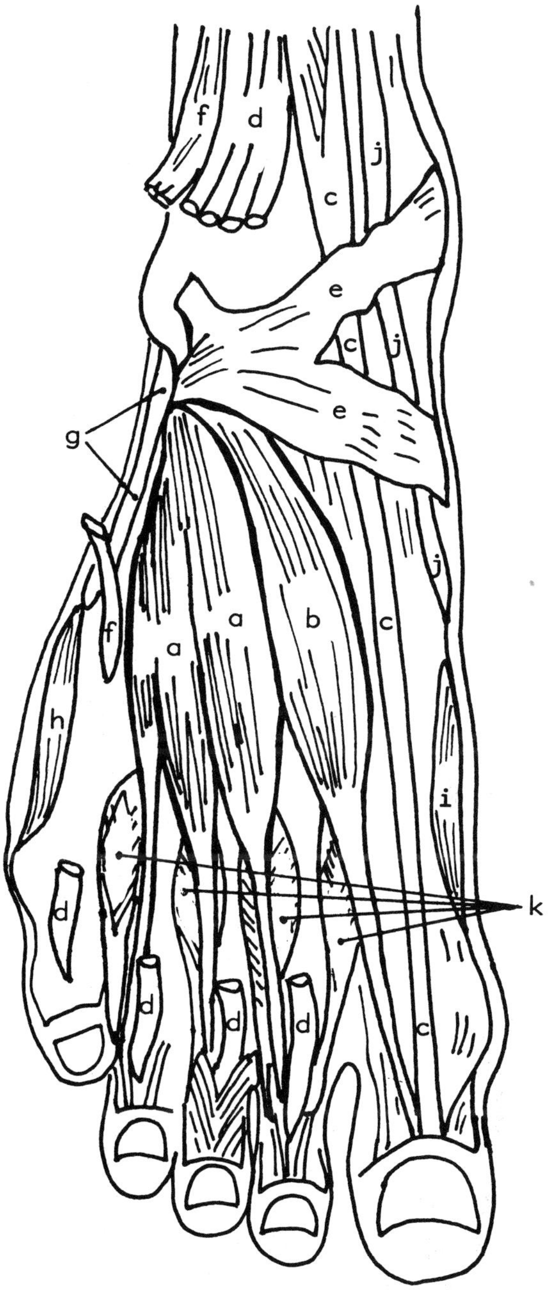

a KURZER ZEHENSTRECKER

b KURZER GROSSZEHENSTRECKER

c GROSSZEHENSTRECKER

d GEMEINSAMER ZEHENSTRECKER

e KREUZBAND

f LANGER WADENBEINMUSKEL LATERAL

g KURZER WADENBEINMUSKEL LATERAL

h ABZIEHER DER KLEINEN ZEHE

i ANZIEHER DER GROSSEN ZEHE

j VORDERER SCHIENBEINMUSKEL

k ZWISCHENKNOCHENMUSKELN

ANSICHT DES FUSSRÜCKENS

OBERFLÄCHENSCHICHT

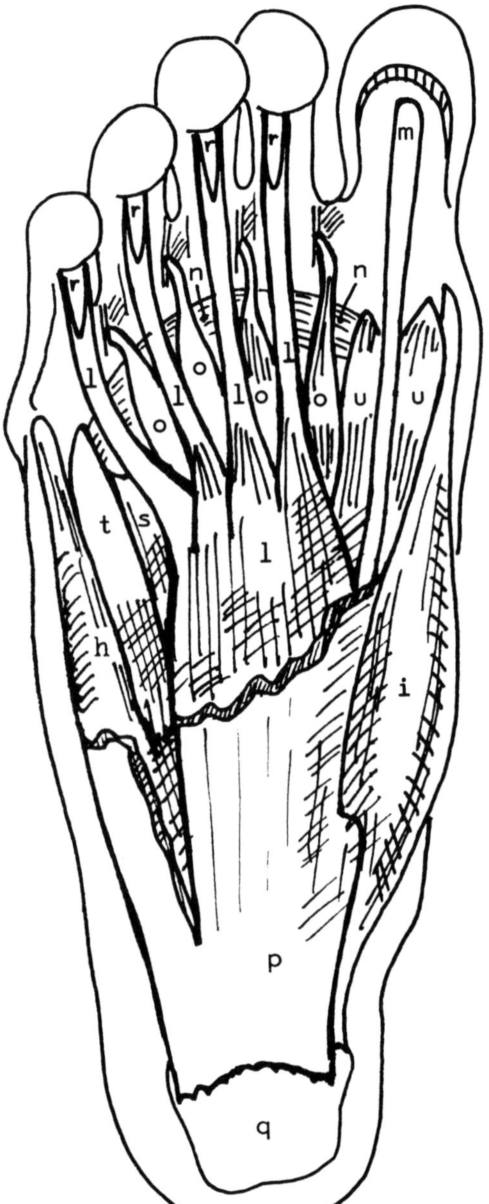

h ABZIEHER DER KLEINEN ZEHE

i ANZIEHER DER GROSSEN ZEHE

l KURZER SOHLENSPANNER

m LANGER GROSSZEHENBEUGER

n ABZIEHER DER GROSSEN ZEHE

o VIER LUMBRICAL-MUSKELN

p PLANTARAPONEUROSE

q FERSENBEIN

r LANGER GEMEINSAMER ZEHENBEUGER

s ZWISCHENKNOCHENMUSKEL

t KURZER BEUGER DER KLEINEN ZEHE

u KURZER GROSSZEHENBEUGER

FUSSSOHLENANSICHT

OBERFLÄCHENSCHICHT

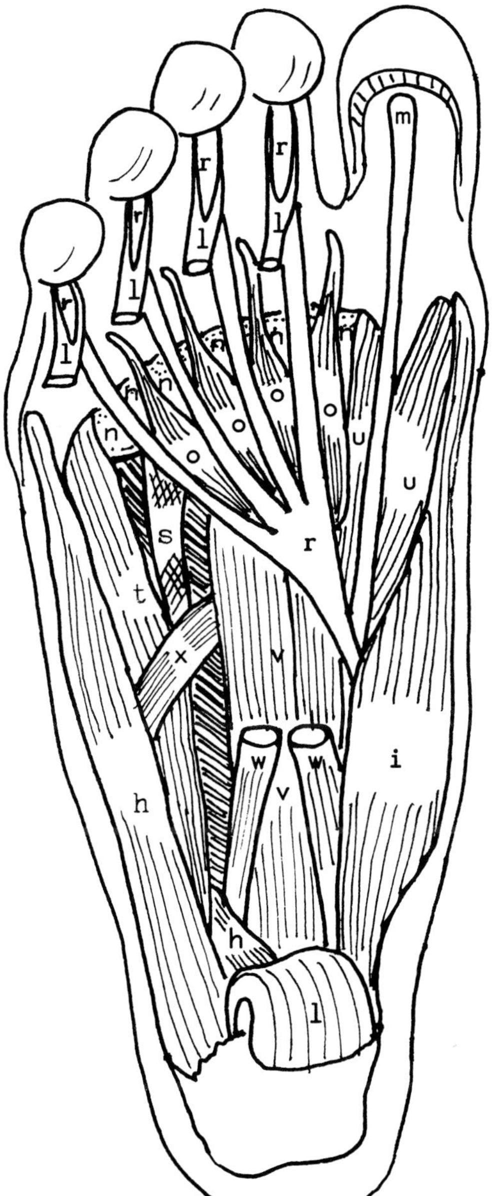

h ABZIEHER DER KLEINEN ZEHE

i ANZIEHER DER GROSSEN ZEHE

l KURZER SOHLENSPANNER

m LANGER GROSSZEHENBEUGER

n ABZIEHER DER GROSSEN ZEHE

o VIER LUMBRICAL-MUSKELN

r LANGER GEMEINSAMER ZEHENBEUGER

s ZWISCHENKNOCHENMUSKEL

t KURZER BEUGER DER KLEINEN ZEHE

u KURZER BEUGER DER GROSSEN ZEHE

v LANGES FUSSSOHLENBAND

w ZUSÄTZLICHER MUSKEL ZUM LANGEN GEMEINSAMEN ZEHENBEUGER

x LANGER WADENBEINMUSKEL LATERAL

FUSSSOHLENANSICHT

MITTLERE SCHICHT

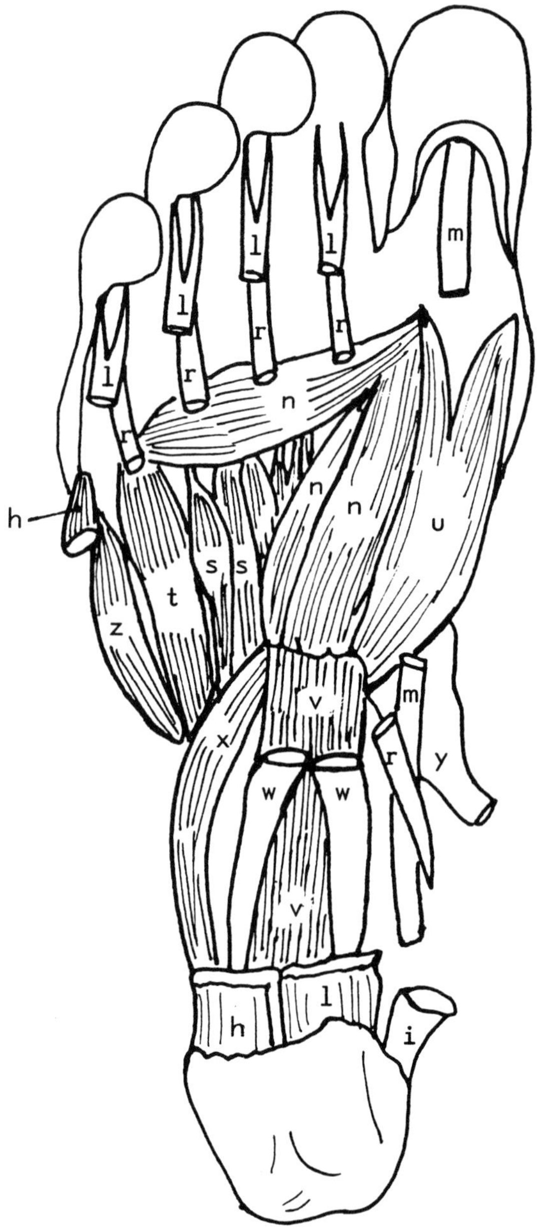

h ABZIEHER DER KLEINEN ZEHE

i ANZIEHER DER GROSSEN ZEHE

k KURZER GROSSZEHENBEUGER

l KURZER SOHLENSPANNER

m LANGER GROSSZEHENBEUGER

n ABZIEHER DER GROSSEN ZEHE

r GEMEINSAMER LANGER ZEHENBEUGER

s ZWISCHENKNOCHENMUSKEL

t KURZER BEUGER DER KLEINEN ZEHE

u KURZER GROSSZEHENBEUGER

v LANGES FUSSSOHLENBAND

w ZUSÄTZLICHER MUSKEL ZUM LANGEN GEMEINSAMEN ZEHENBEUGER

x LANGER WADENBEINMUSKEL LATERAL

y SCHOLLENMUSKEL

z GEGENSTELLERMUSKEL DER KLEINEN ZEHE

FUSSSOHLENANSICHT

TIEFENSCHICHT

Die Muskeln des Beines

1 SCHIENBEIN
(j) 2 VORDERER SCHIENBEINMUSKEL
(d) 3 GEMEINSAMER ZEHENSTRECKER
(c) 4 GROSSZEHENSTRECKER
5 WADENBEINKÖPFCHEN
(f) 6 LANGER WADENBEINMUSKEL LATERAL
7 ÄUSSERER ZWILLINGSMUSKEL
(y) 8 SCHOLLENMUSKEL
(g) 9 KURZER WADENBEINMUSKEL LATERAL
10 INNERER ZWILLINGSMUSKEL
(w) 11 ZUSÄTZLICHER MUSKEL ZUM LANGEN GEMEINSAMEN ZEHENBEUGER

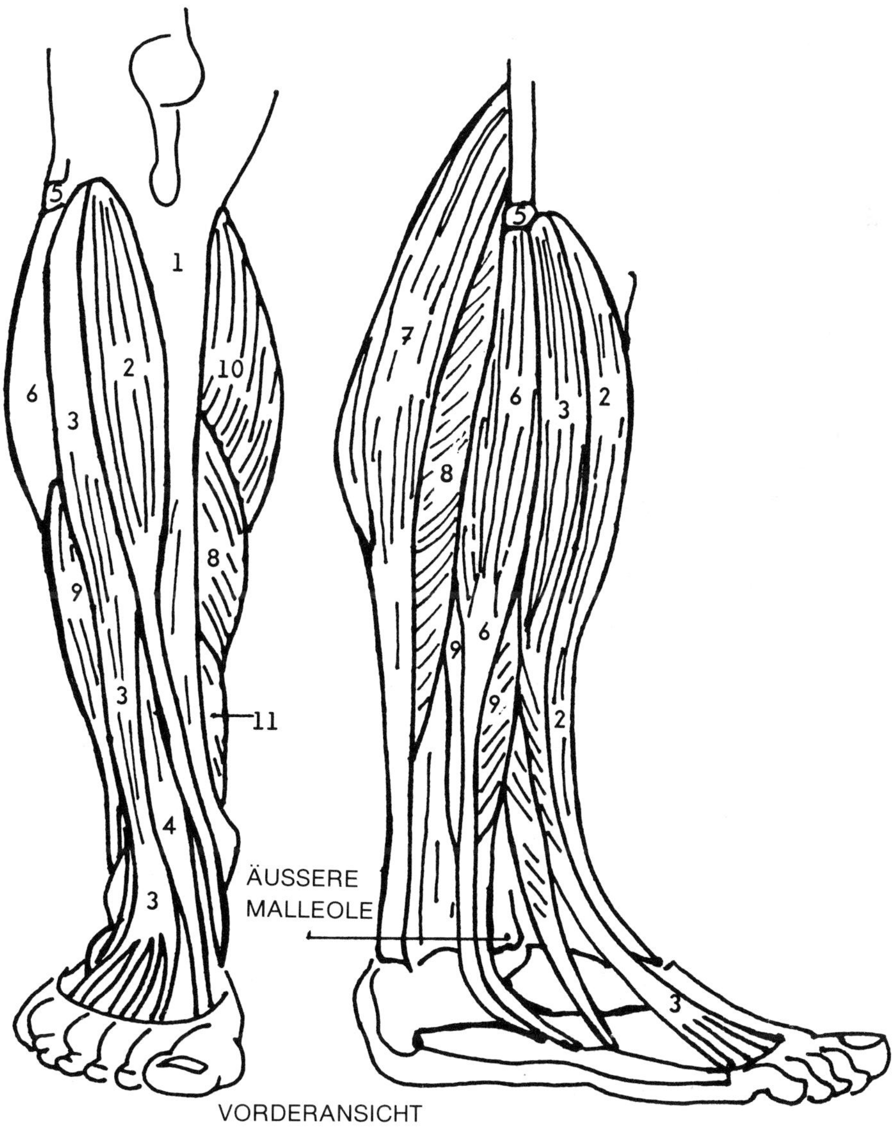

VORDERANSICHT
OBERFLÄCHLICHE EBENE

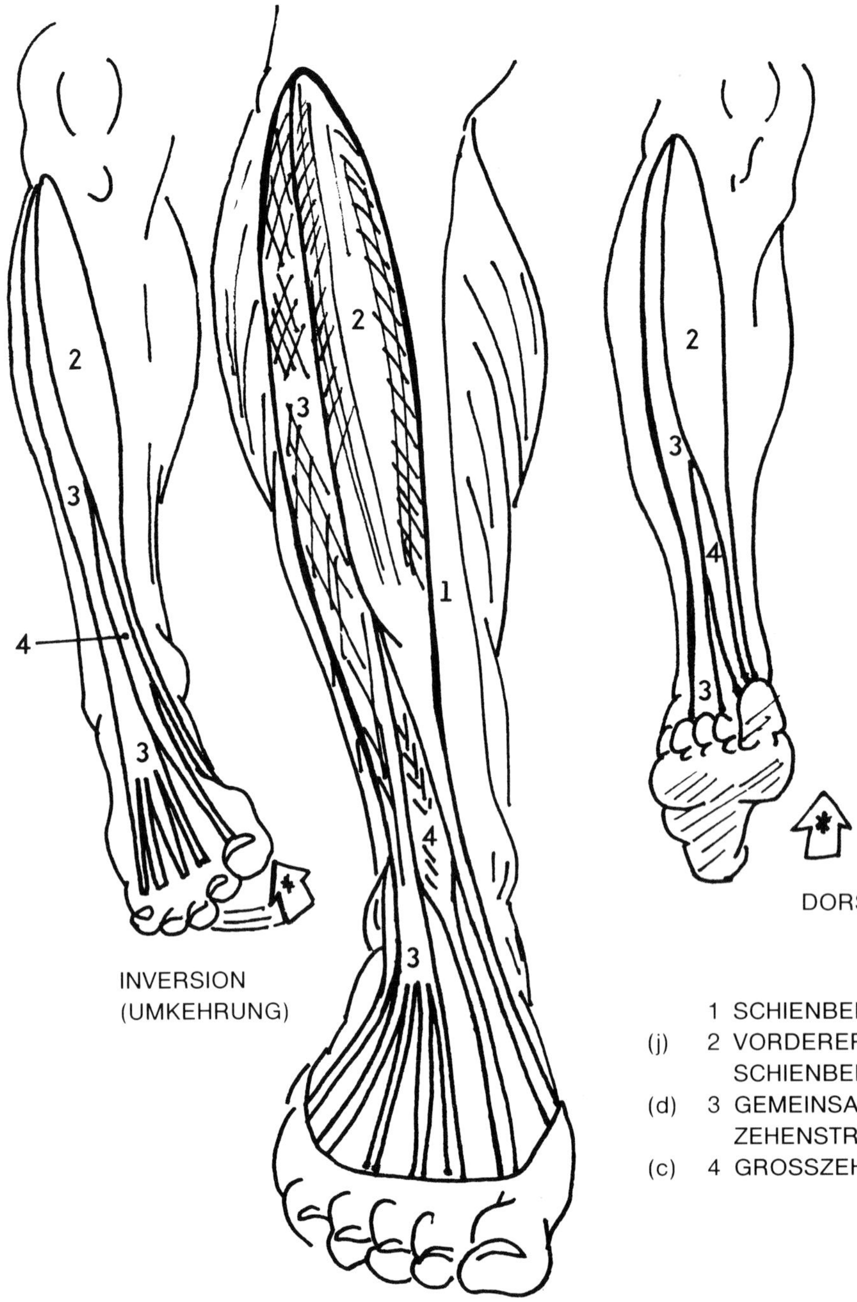

INVERSION
(UMKEHRUNG)

DORSALFLEXION

1 SCHIENBEIN
(j) 2 VORDERER SCHIENBEINMUSKEL
(d) 3 GEMEINSAMER ZEHENSTRECKER
(c) 4 GROSSZEHENSTRECKER

VORDERANSICHT
OBERFLÄCHLICHE EBENE

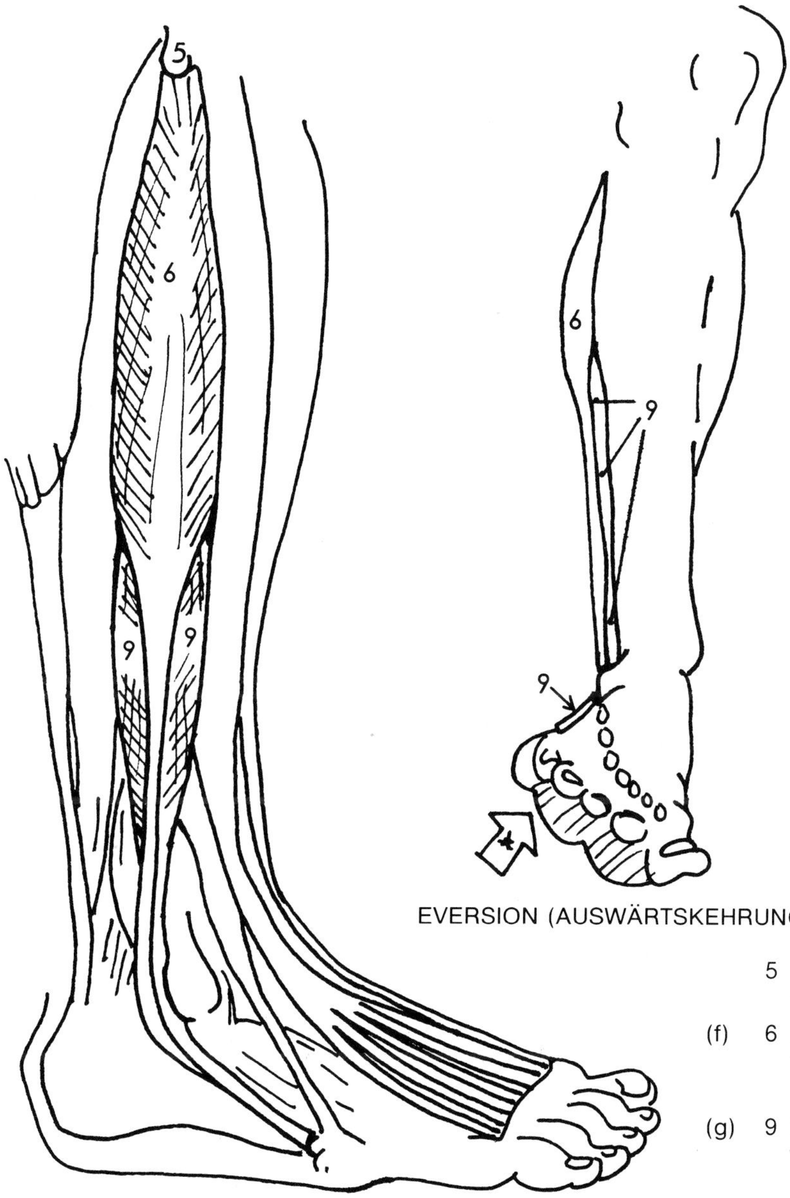

EVERSION (AUSWÄRTSKEHRUNG)

5 WADENBEINKÖPF-CHEN

(f) 6 LANGER WADENBEINMUSKEL LATERAL

(g) 9 KURZER WADENBEINMUSKEL LATERAL

AUSSENANSICHT

12 ACHILLESSEHNE
10 INNERER ZWILLINGSMUSKEL
7 ÄUSSERER ZWILLINGSMUSKEL
(q) 13 FERSENBEIN

1 SCHIENBEIN
(y) 8 SCHOLLENMUSKEL
(m) 14 LANGER GROSSZEHENBEUGER
(r) 15 LANGER GEMEINSAMER ZEHENBEUGER

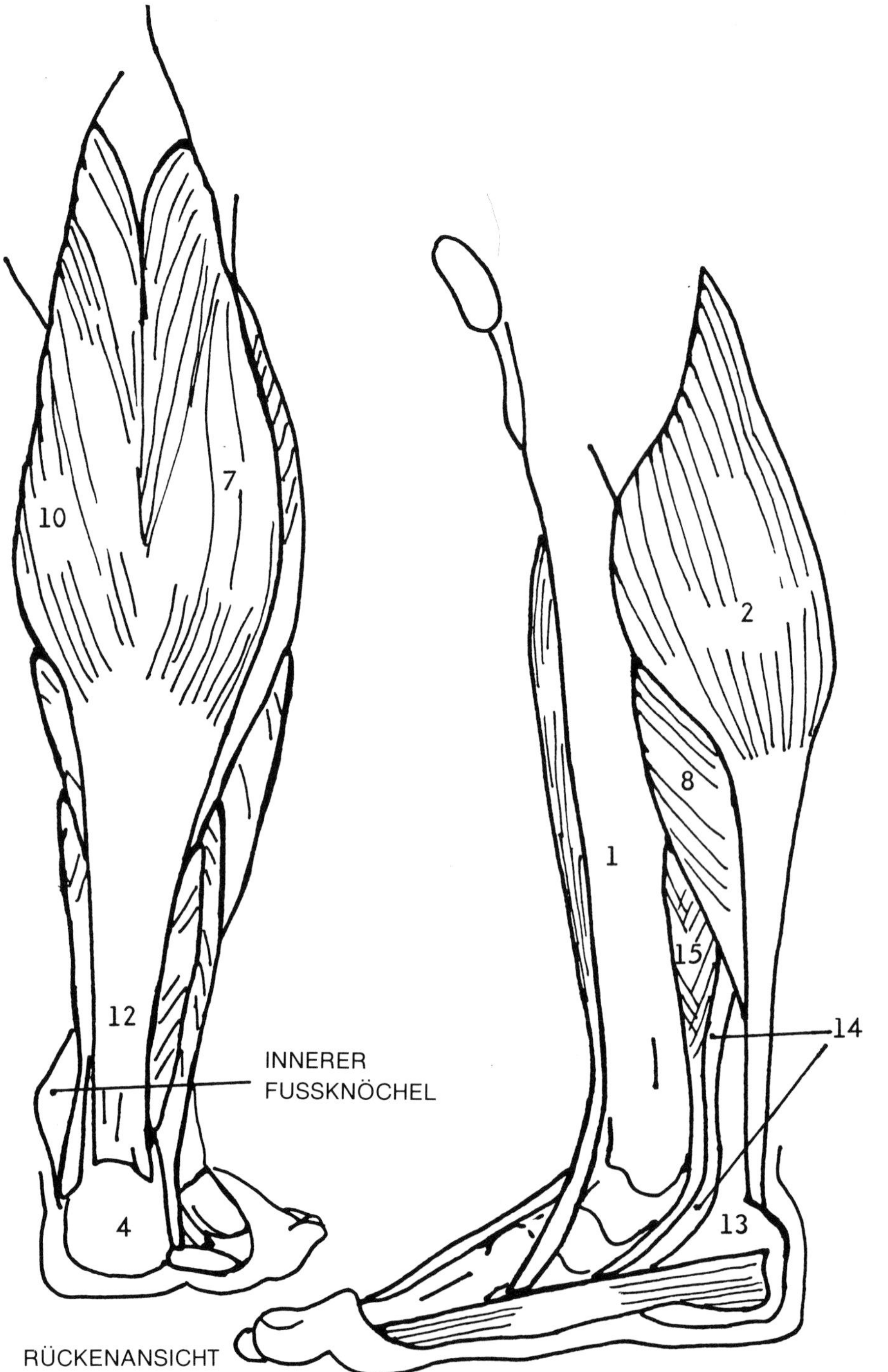

RÜCKENANSICHT
OBERFLÄCHENANSICHT

MITTLERE SICHT
OBERFLÄCHENSICHT

Das Tragen von Schuhen mit Absätzen

Zu hohe Absätze können verantwortlich sein für:

- Überdehnung der Zehen, die zahlreiche Stellen des Schuhinnern berühren
- Abflachung der Mittelfussköpfe
- Überweitung der Bogen der Fusssohlengewölbe
- Spannung und Zusammenziehen der Wadenmuskeln
- die Möglichkeit einer späteren Wirbelsäulenschrumpfung mit Haltungsänderung
- Spannungen im Bereich des Genitalapparates und des unteren Rückens
- Veränderungen der Lage des Uterus
- Einwärtskehrung der vorderen Fusssohlenwölbung.

Das Lymphsystem

Das Lymphsystem bildet einen Teil des Kreislaufs. Sein Funktionieren ist lebensnotwendig.

Der Austausch zwischen Blut und Geweben geschieht über eine Flüssigkeit, die aus den Haargefässen kommt und in die Lymphgefässe übertritt. Sie bildet die Lymphe. Diese Flüssigkeit durchdringt die Kapillarenwand. Sie unterscheidet sich vom Blut dadurch, dass sie mehr Wasser und weniger Proteine enthält, ausserdem keine Blutkörperchen, abgesehen von Lymphozyten.

Die Lymphgefässe folgen teilweise dem Lauf der Venen. Sie drainieren die Lymphe zur Vena iugularis interna und zur Vena subclavia, die nun in den venösen Blutstrom in Herznähe gelangt.

Man unterscheidet drei Arten von Lymphgefässen:

- die Lymphkapillaren, deren äusseres Ende blind ausläuft,
- diese vereinigen sich zur Bildung der Lymphgefässe, die eine dünne Wand besitzen und zahlreiche Klappen enthalten,
- eine grosse Anzahl Lymphgefässe endet in einem Lymphknoten, aus dem ein einziges Lymphgefäss mit grösserem Volumen hervorgeht.

Die lokalen Lymphknoten nehmen die von einem Organ oder einer Region des Körpers kommende Lymphe auf. Schliesslich erhalten dann die Lymphsammel-Ganglione die Lymphe von mehreren regionalen Ganglionen.

Die Lymphknoten sind Filterstellen und spielen eine wichtige Rolle in der Infektionsbekämpfung.

Die Bewegung der Lymphe zum Herzen hin hängt unter anderem von folgendem ab:

1. einer Kompression der Lymphgefässe durch Muskelkontraktionen und

2. den Bewegungen des Atemsystems.

Übrigens stimulieren auch Körpermassagen den Fluss des Lymphsystems.

Zusammenfassung der Reflexzonenmassage in Abbildungen

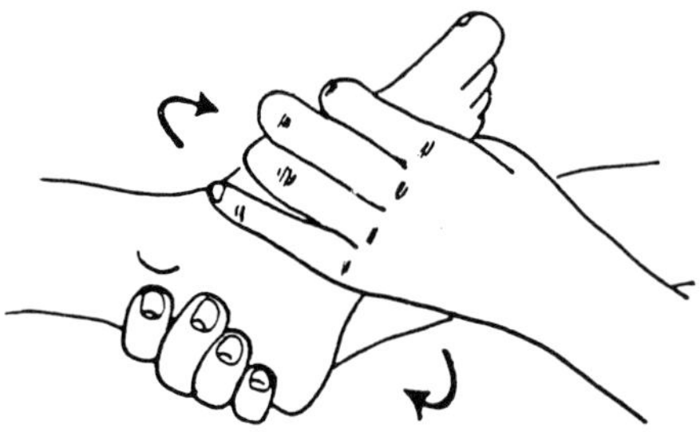
1

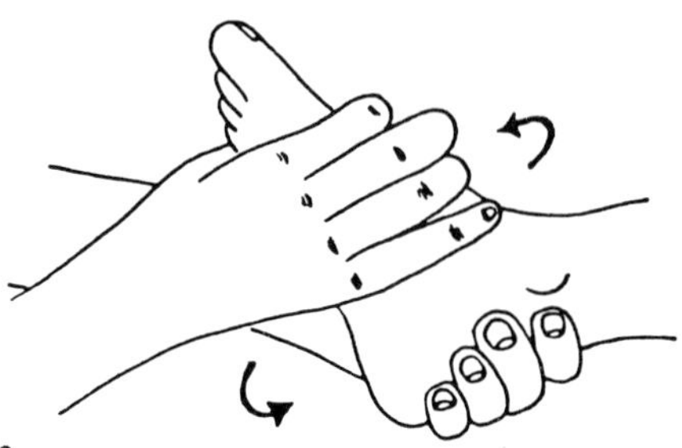
2

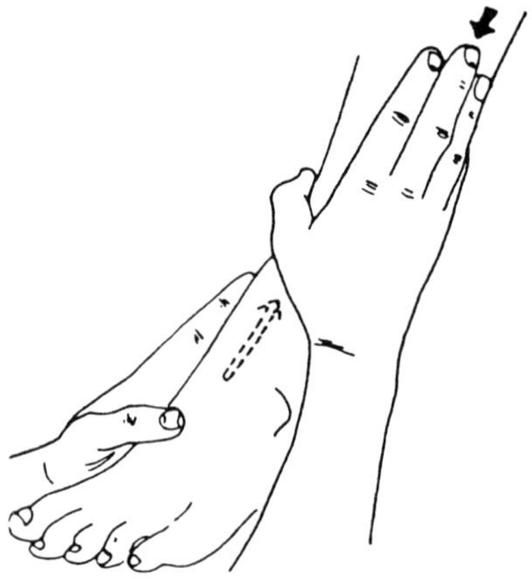
3

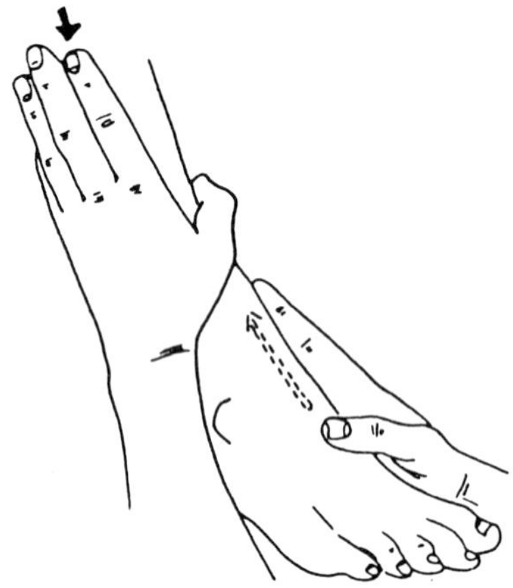
4

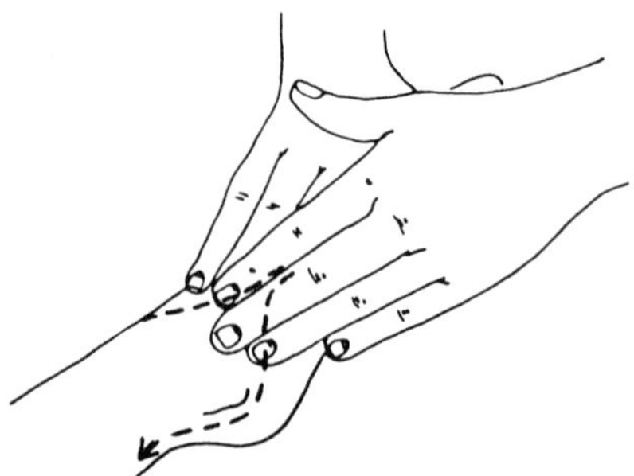
5

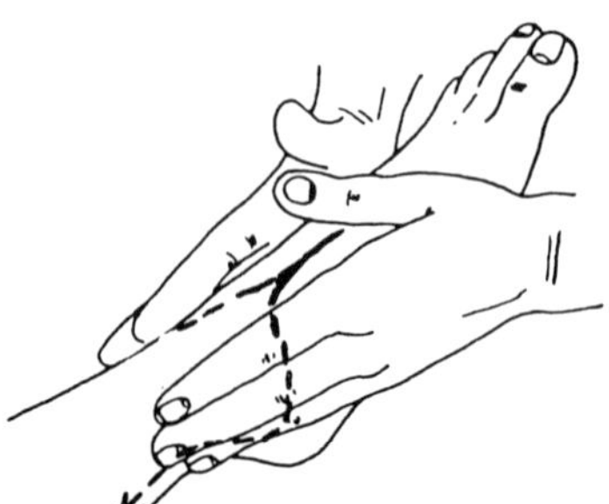
6

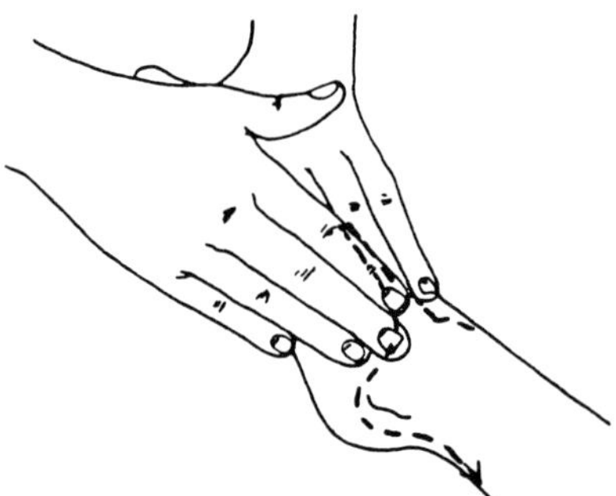
7

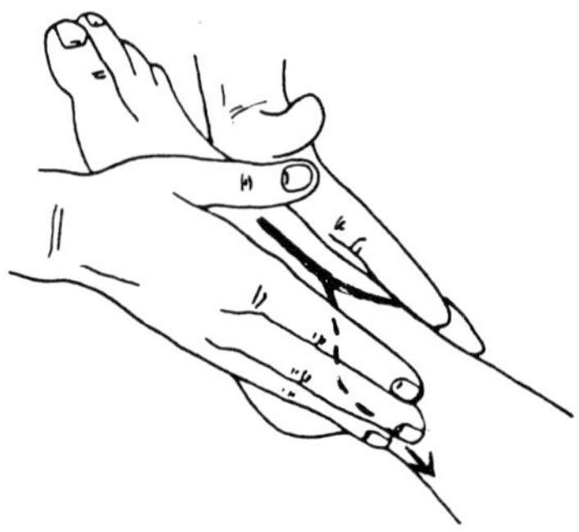
8

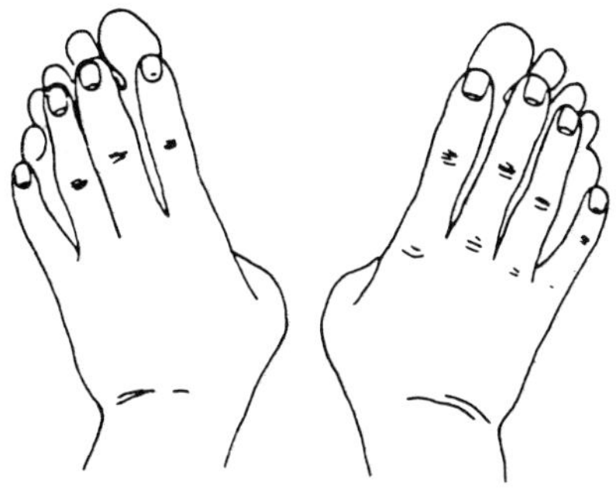

9

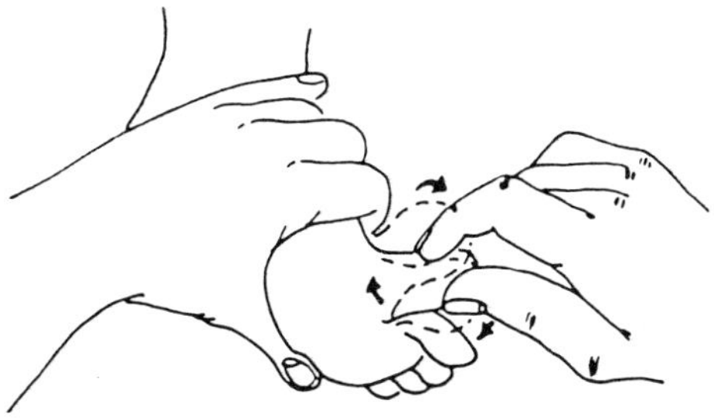

10

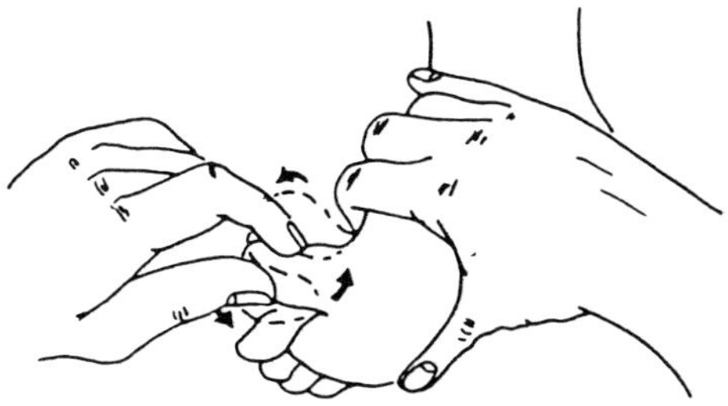

11

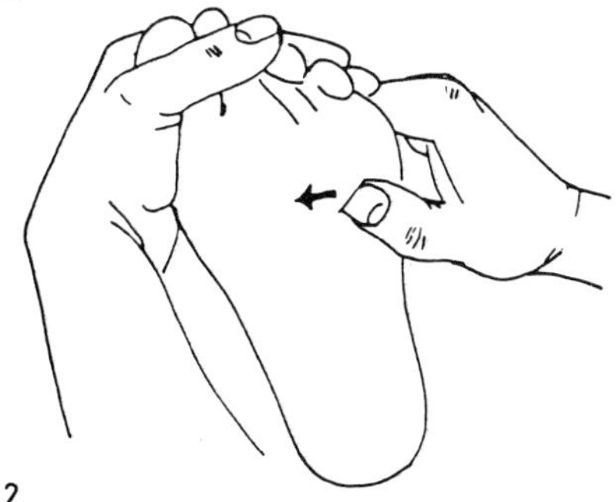

12

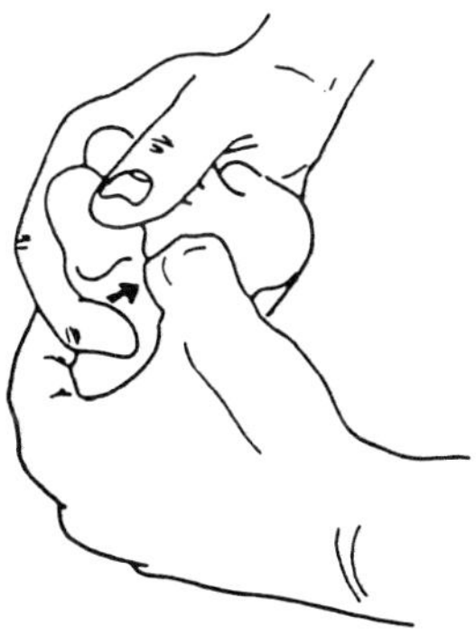

13

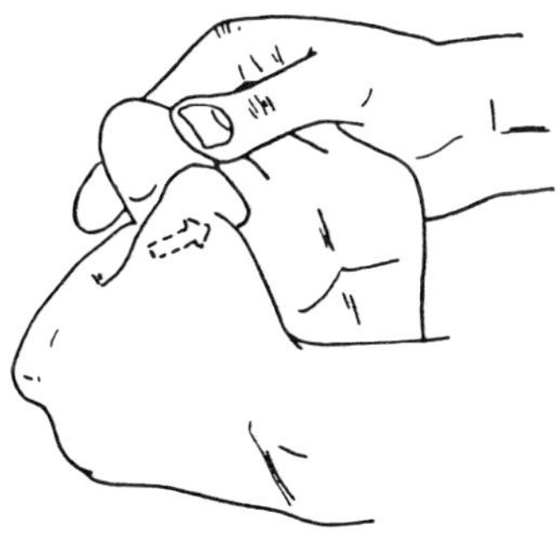

14

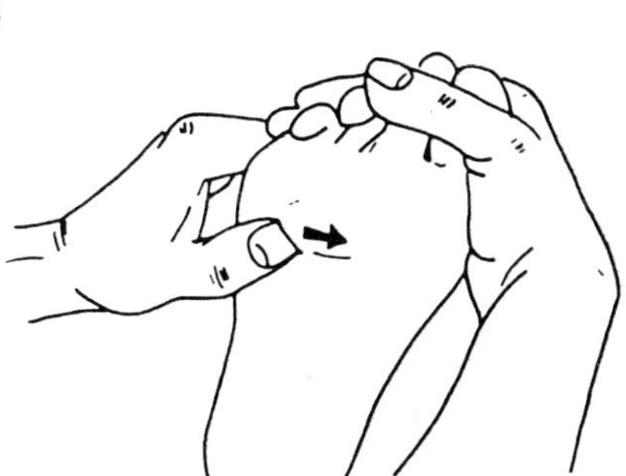

15

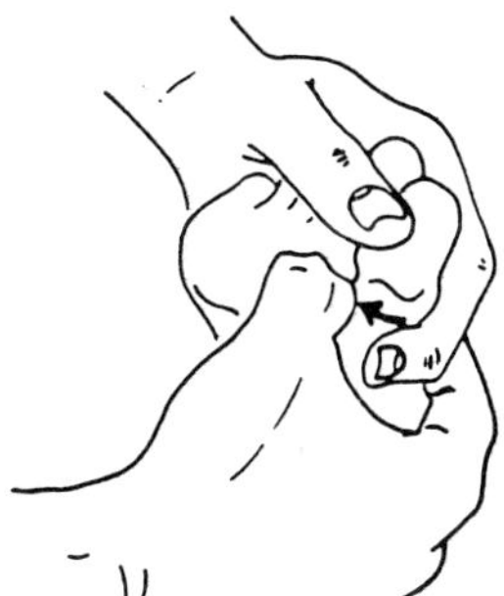

16

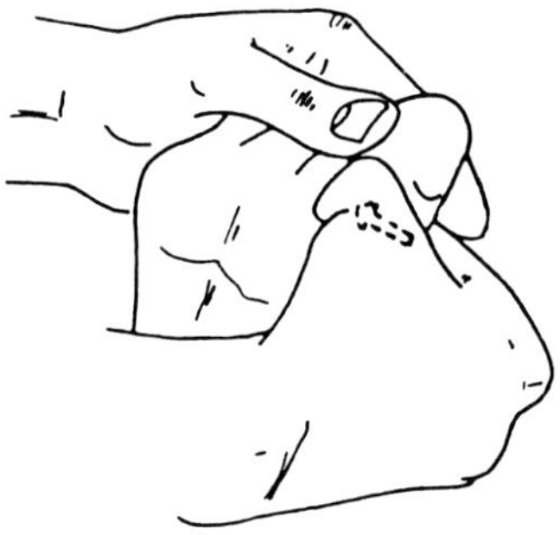

17

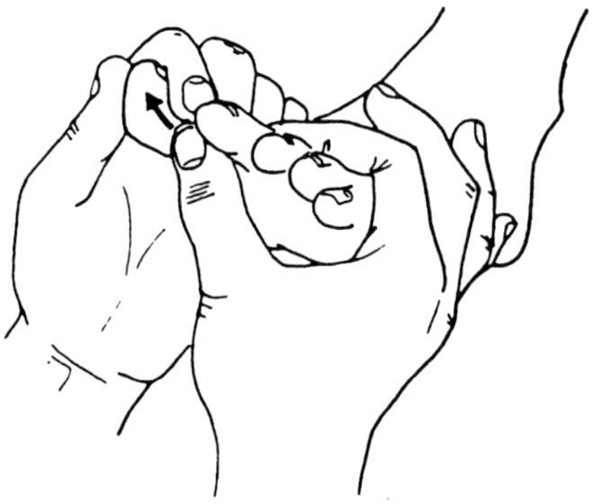

18

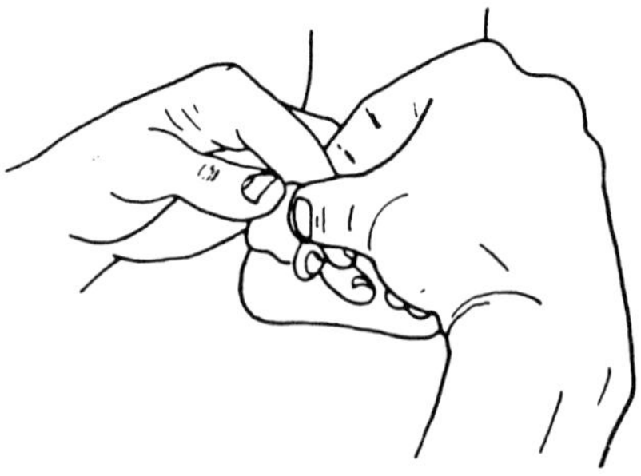

19

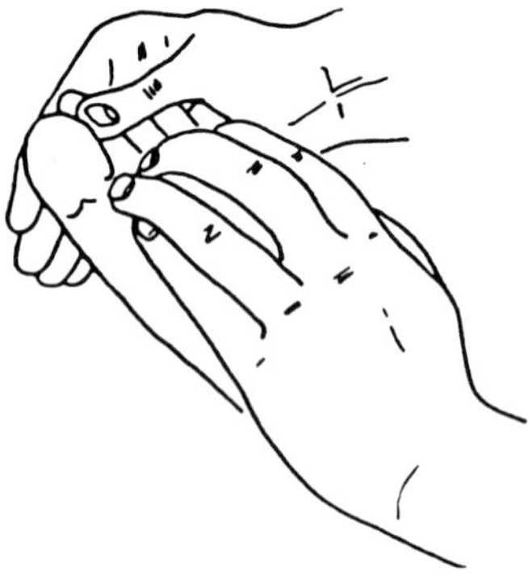

20

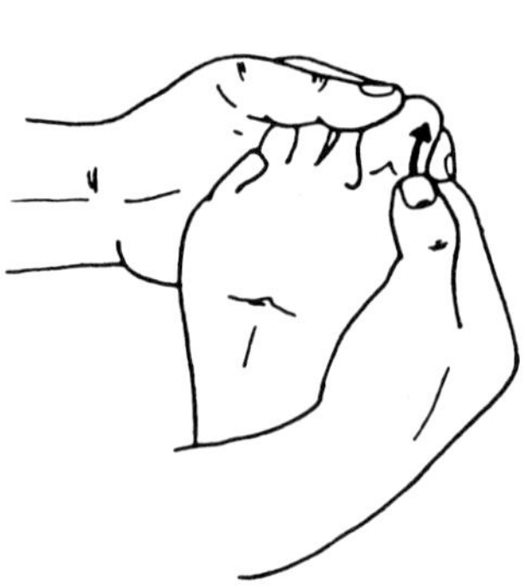

21

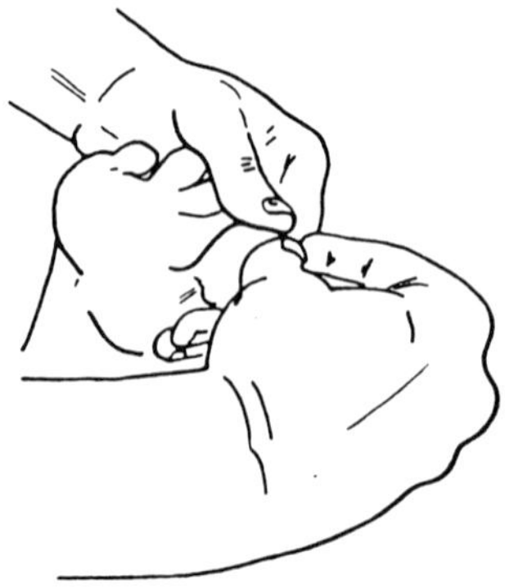

22

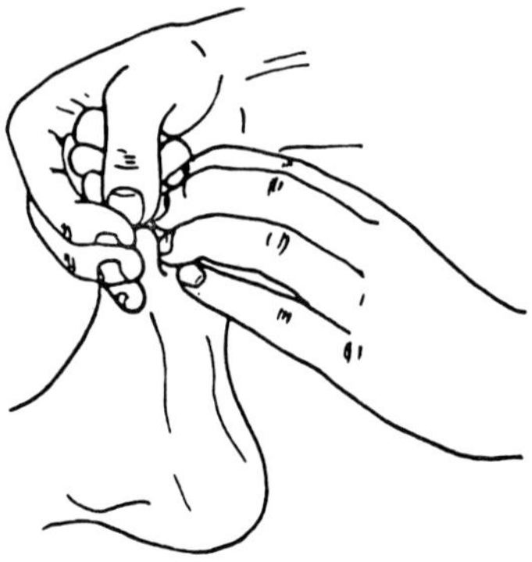

23

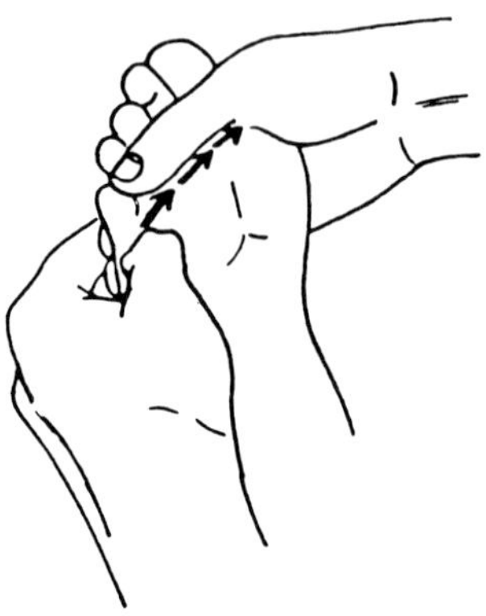

24

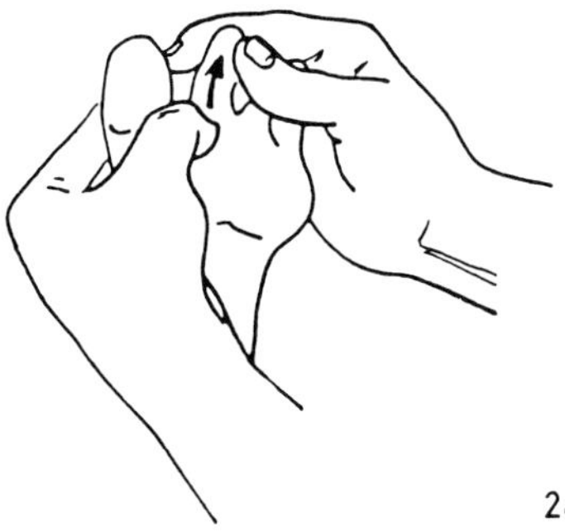

25

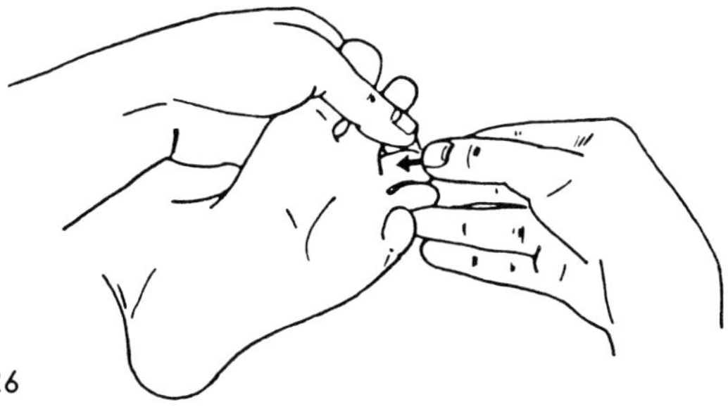

26

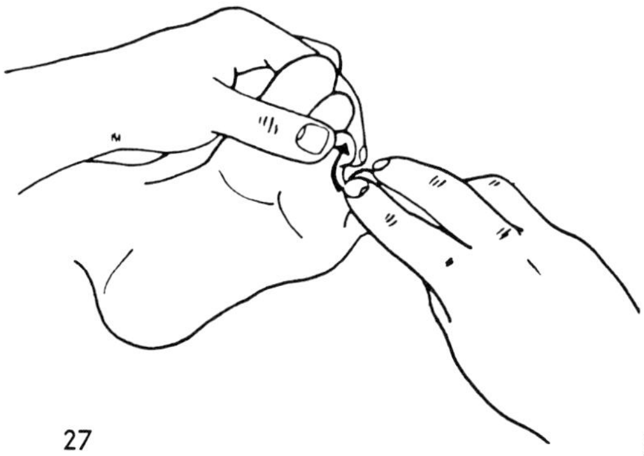

27

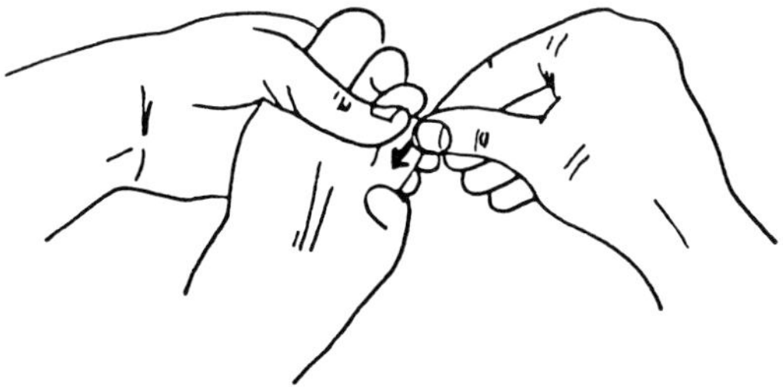

28

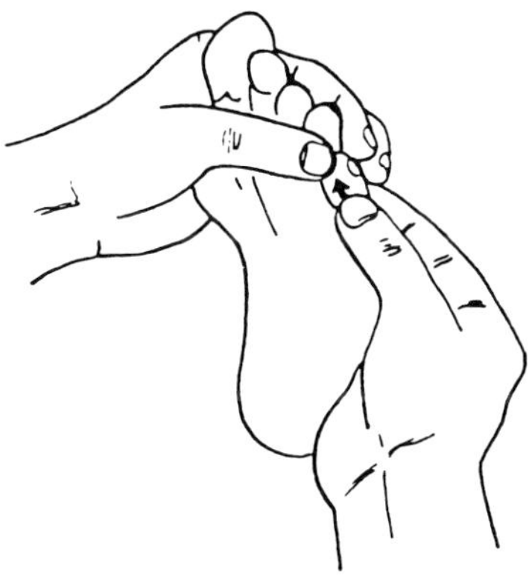

29

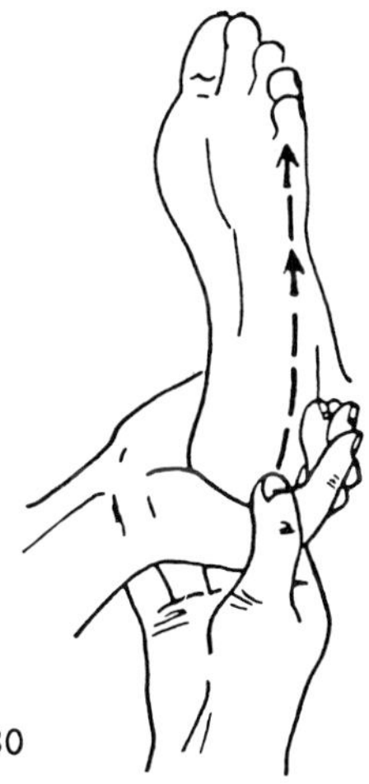

30

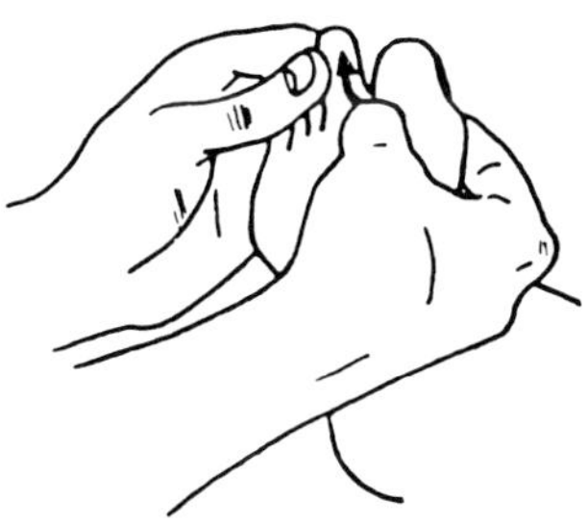

31

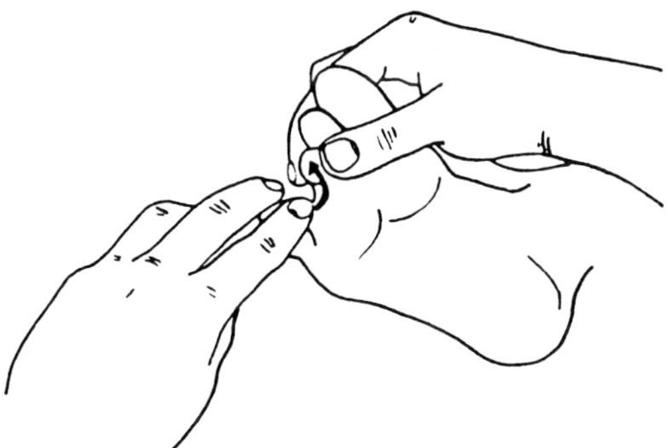

32

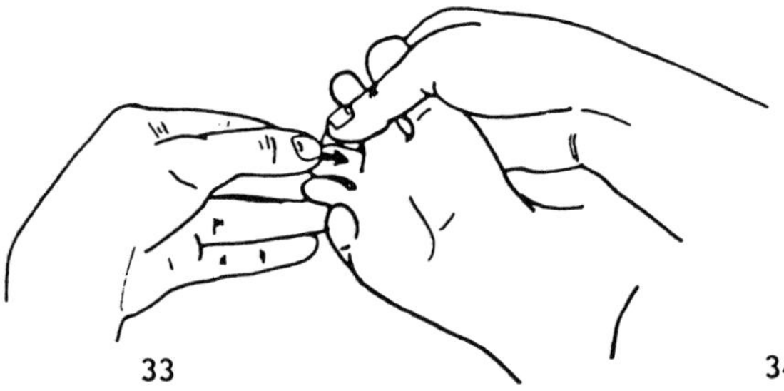
33

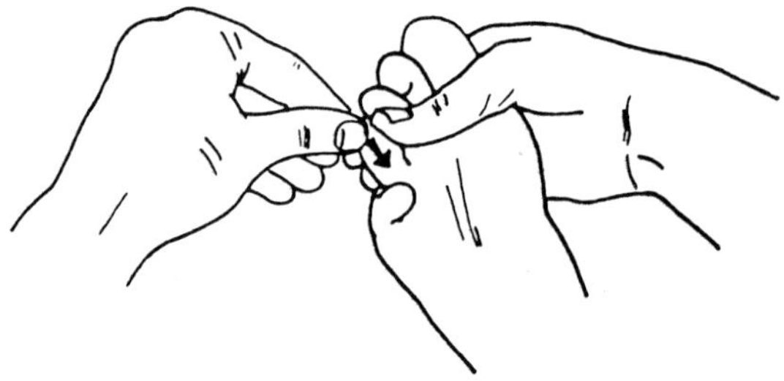
34

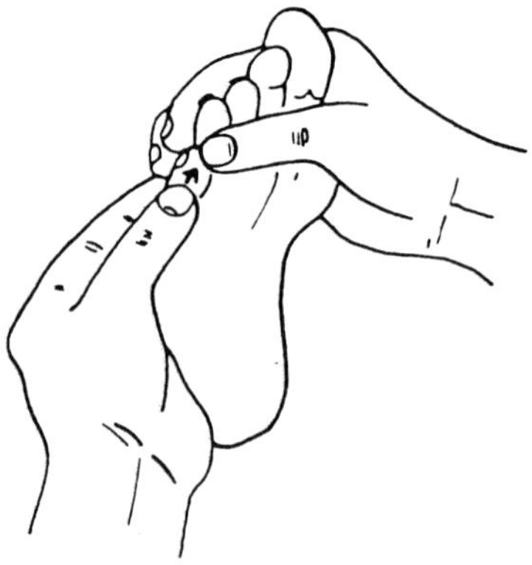
35

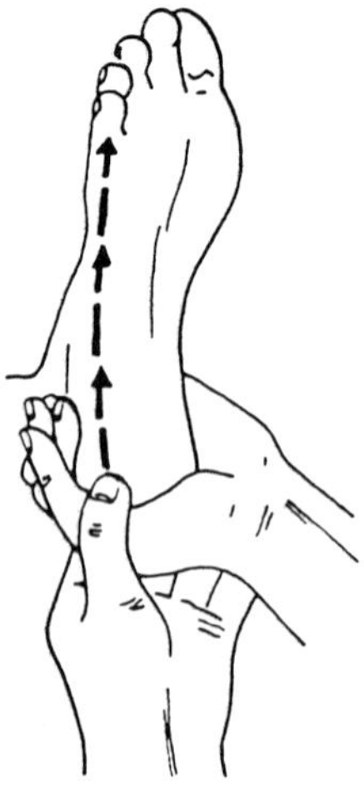
36

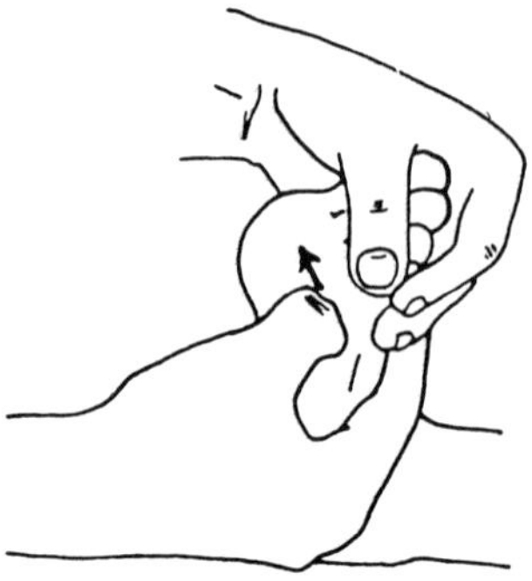
37

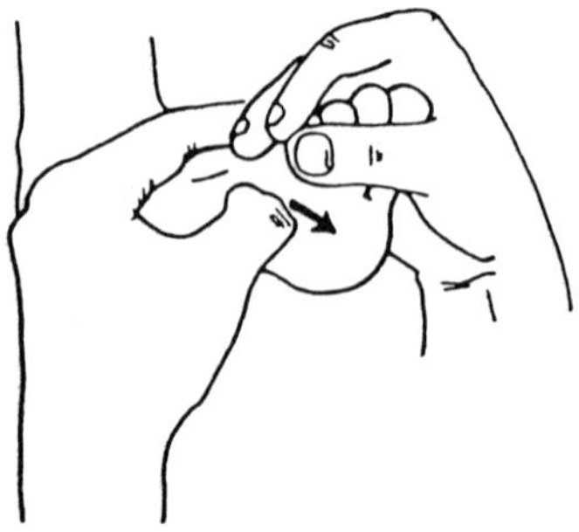
38

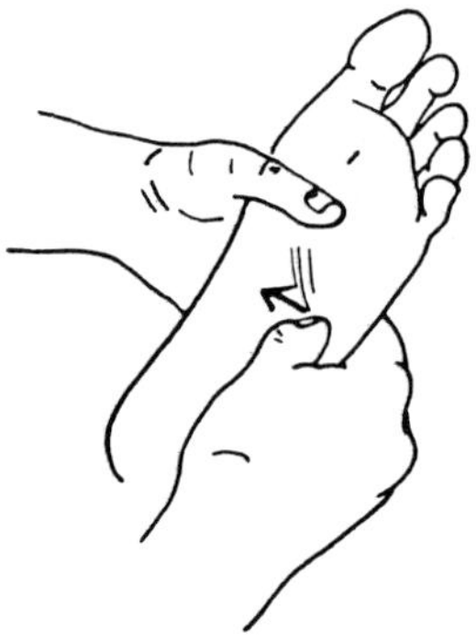
39

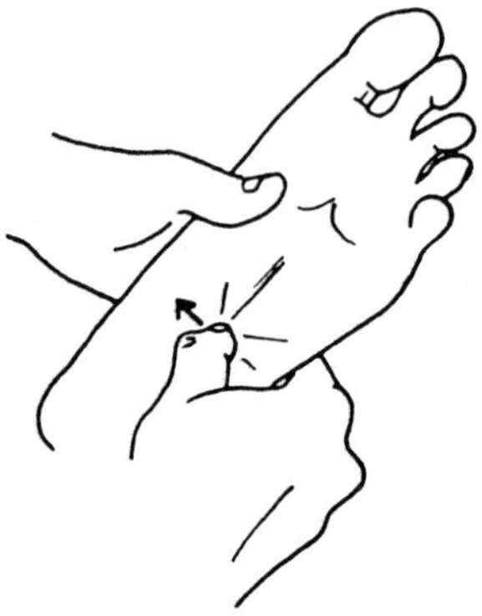
40

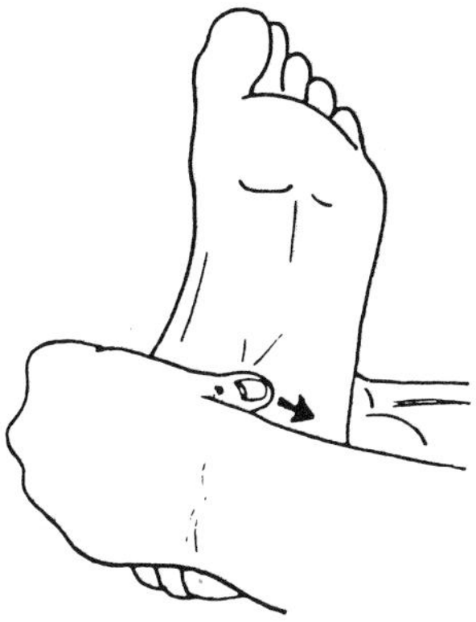

41

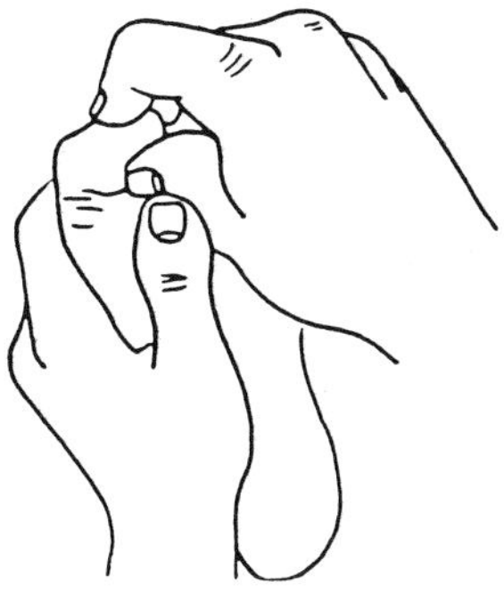

42

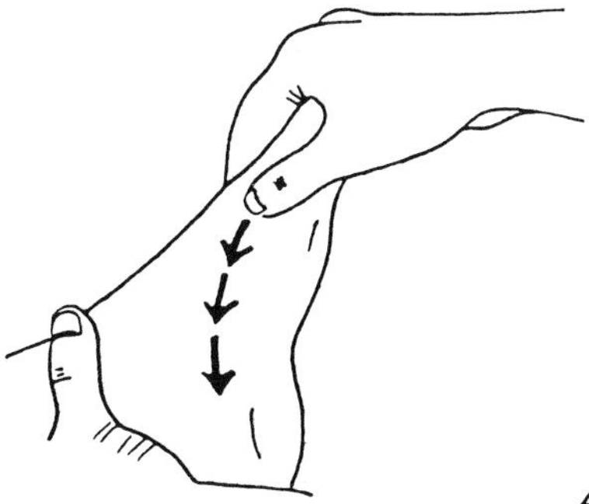

43

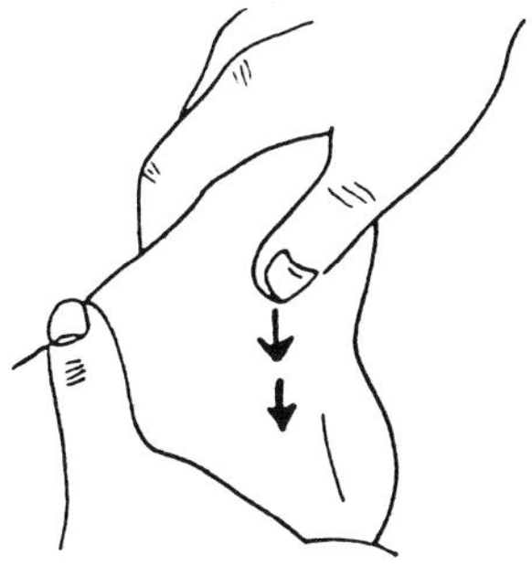

44

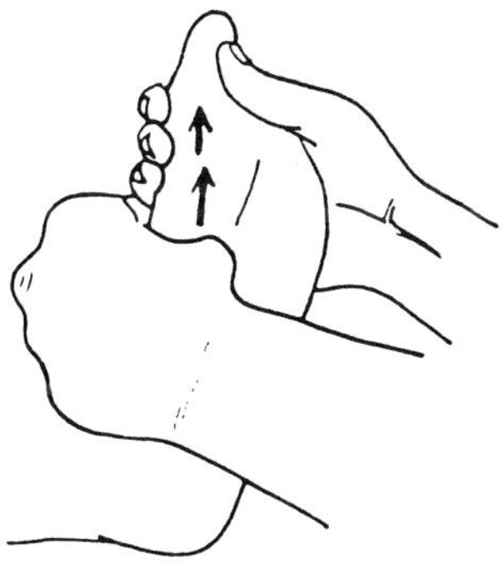

45

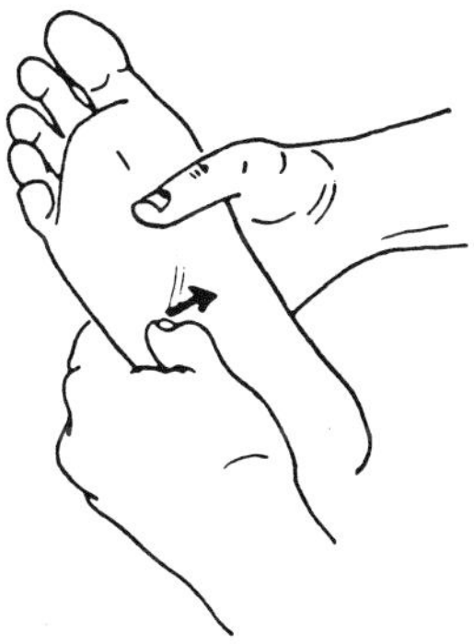

46

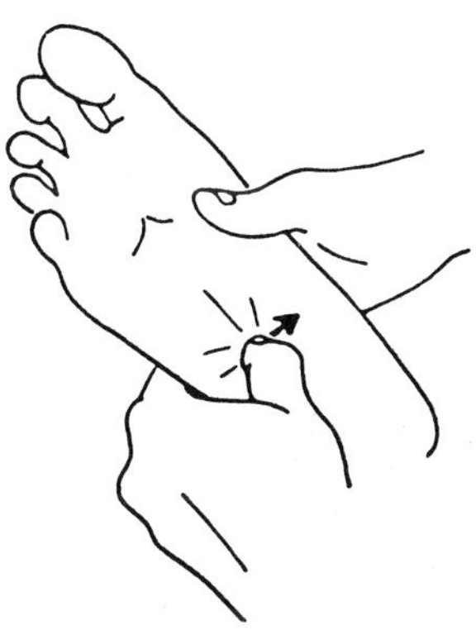

47

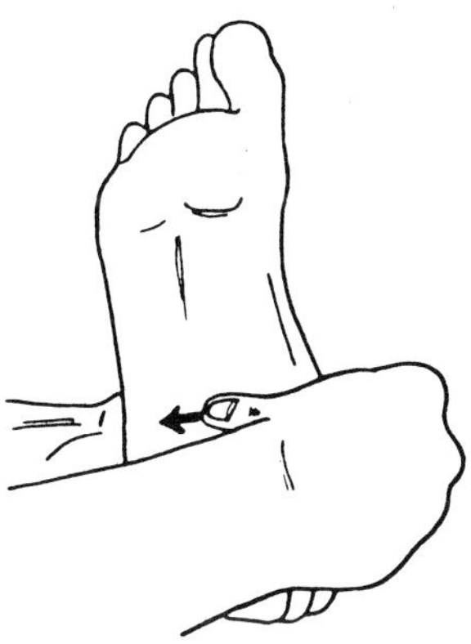

48

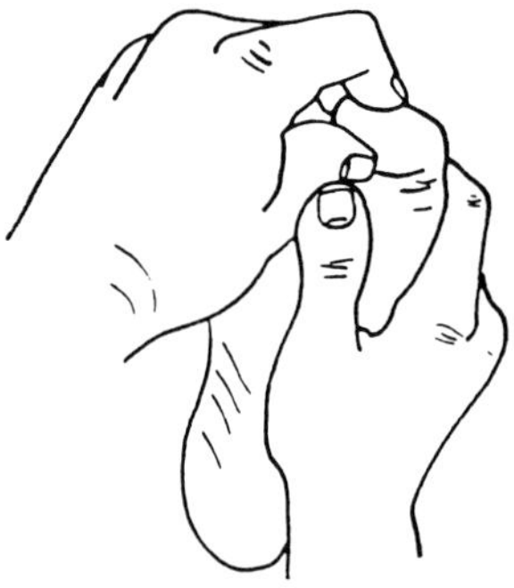

49

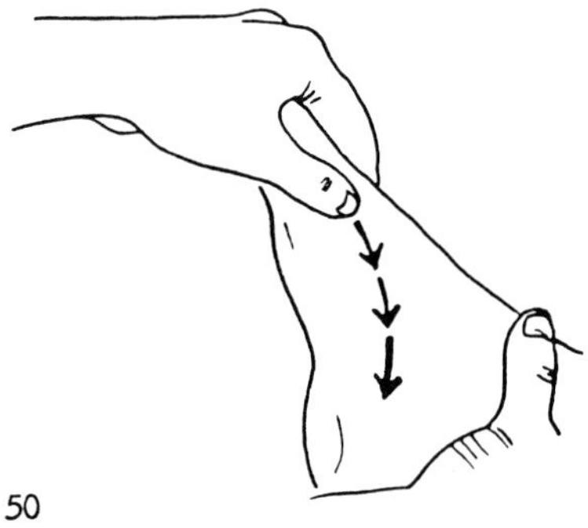

50

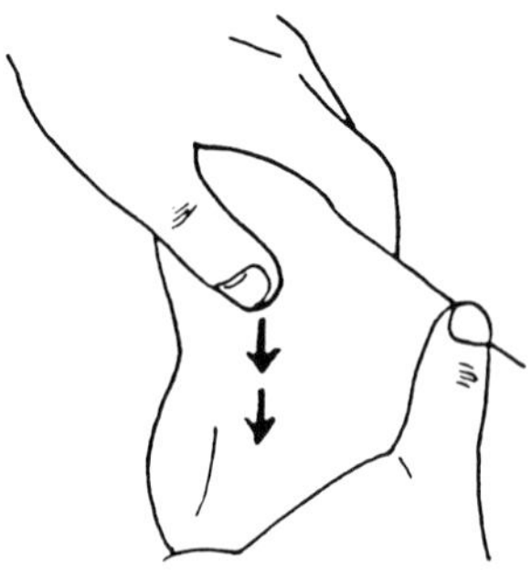

51

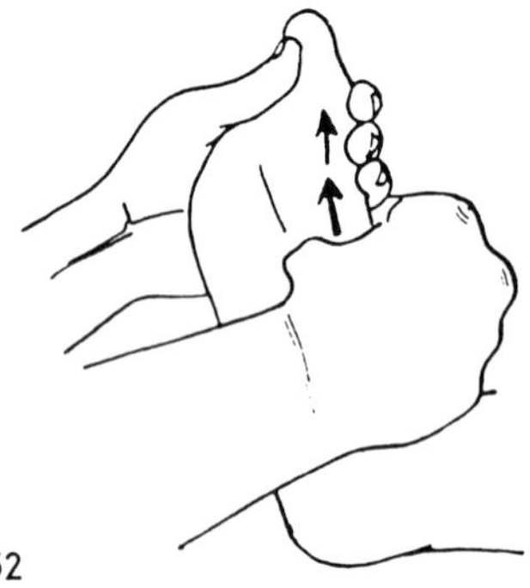

52

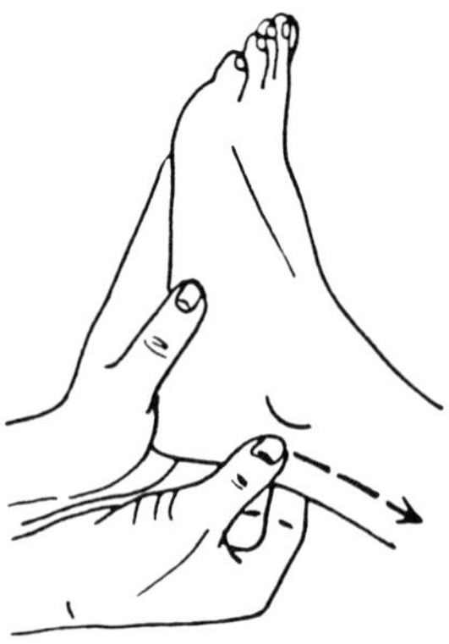

53

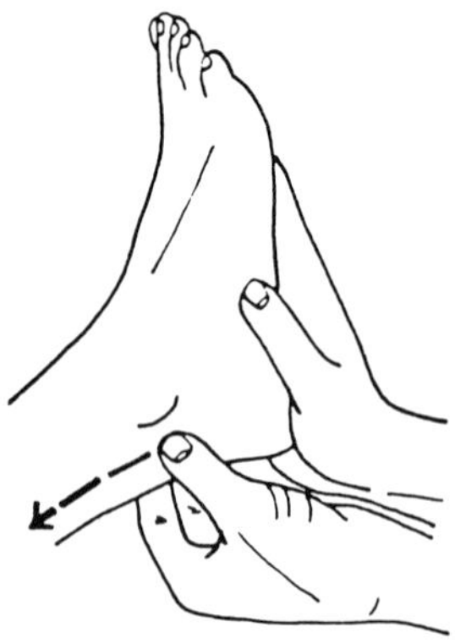

54

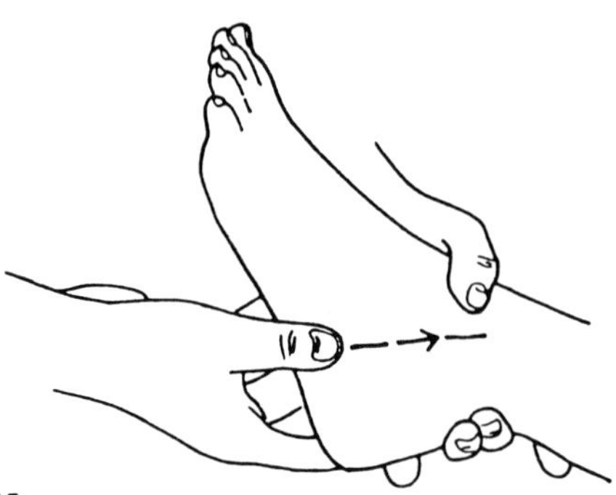

55

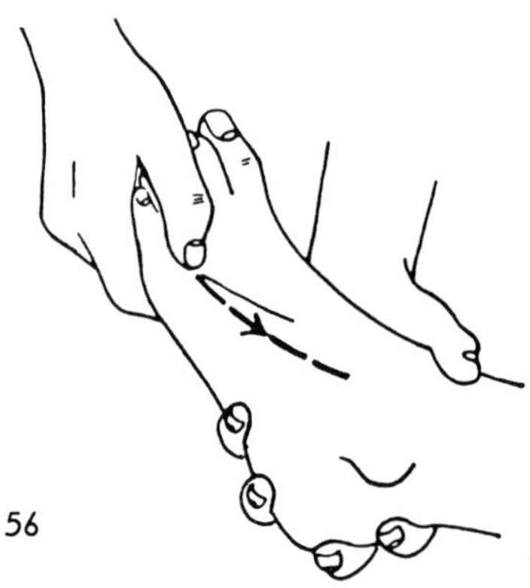

56

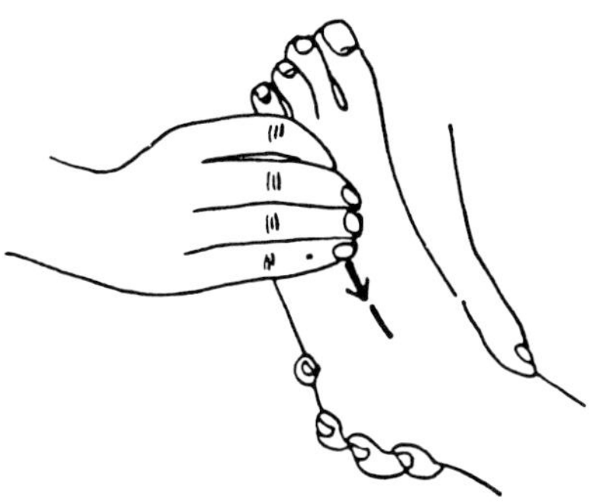

57

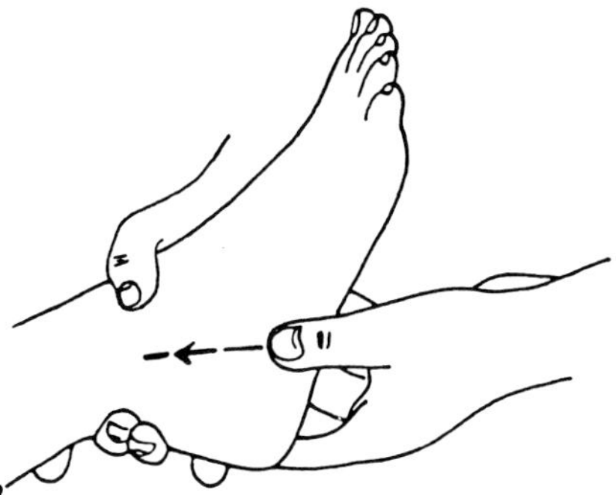

58

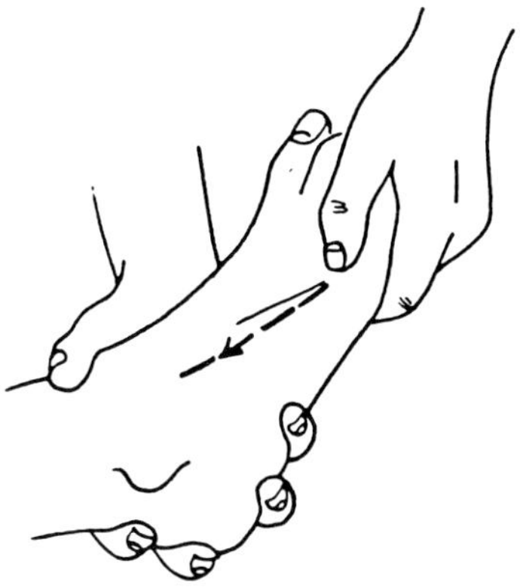

59

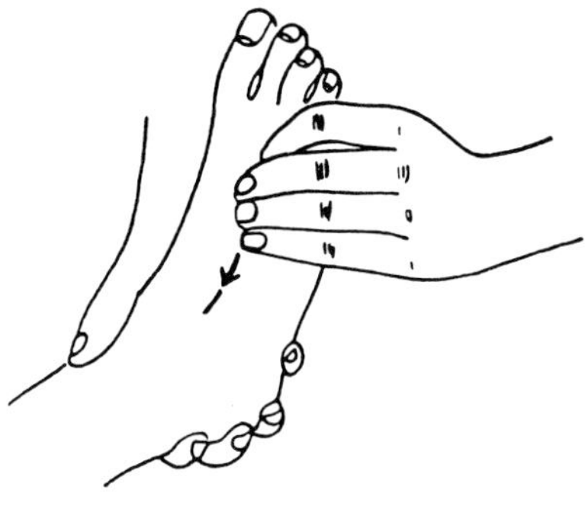

60

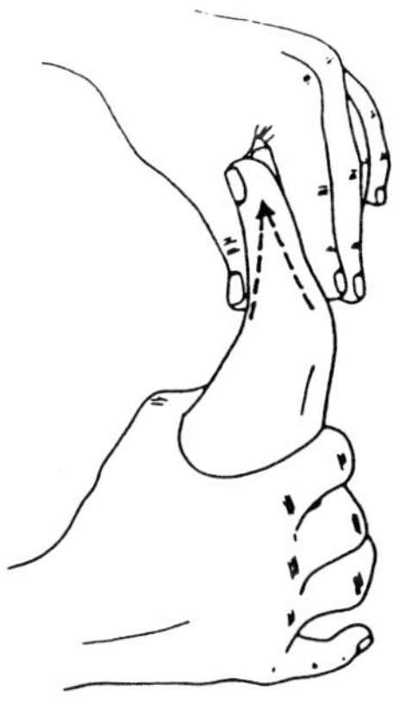

61

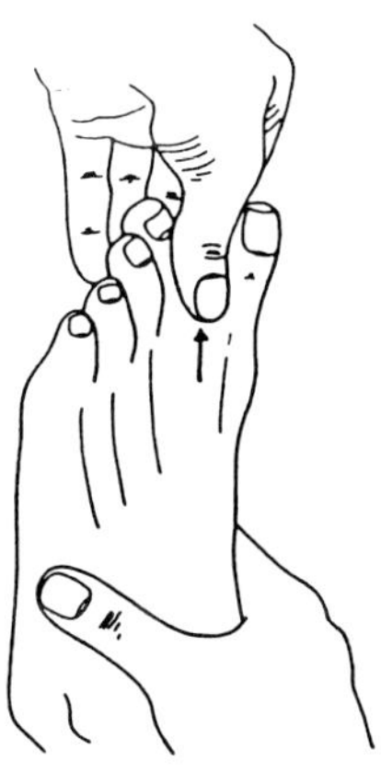

62

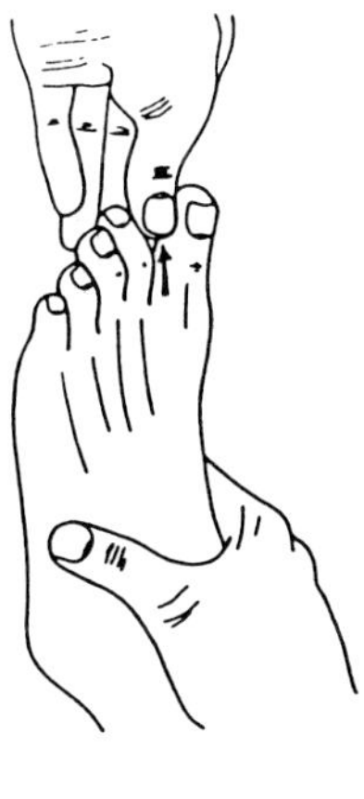

63

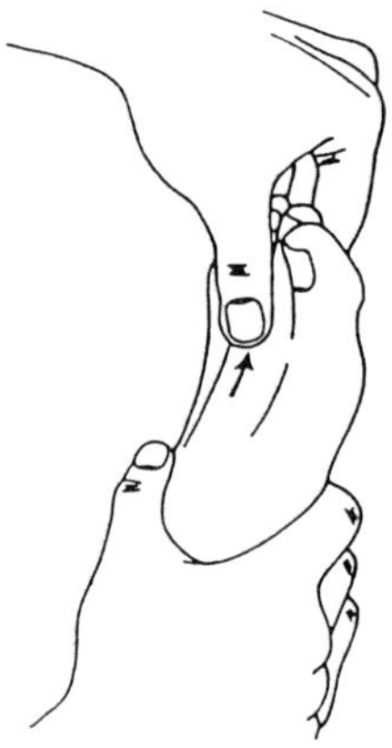

64

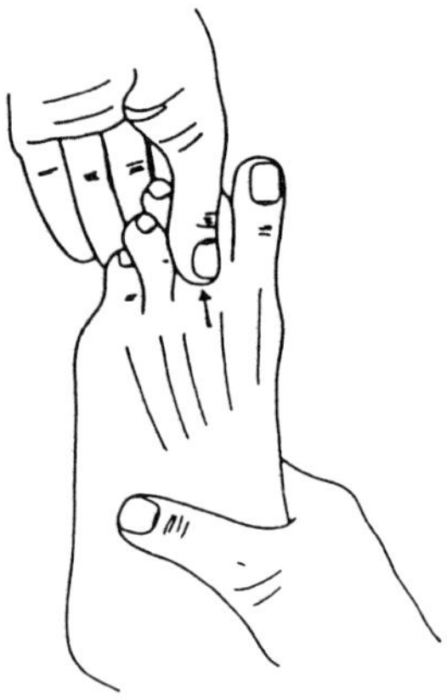

65

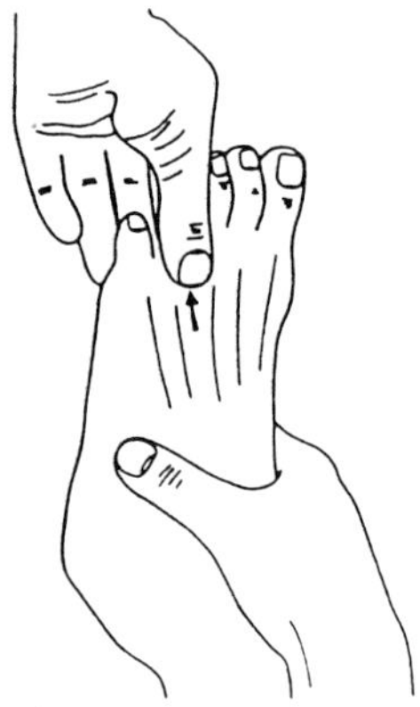

66

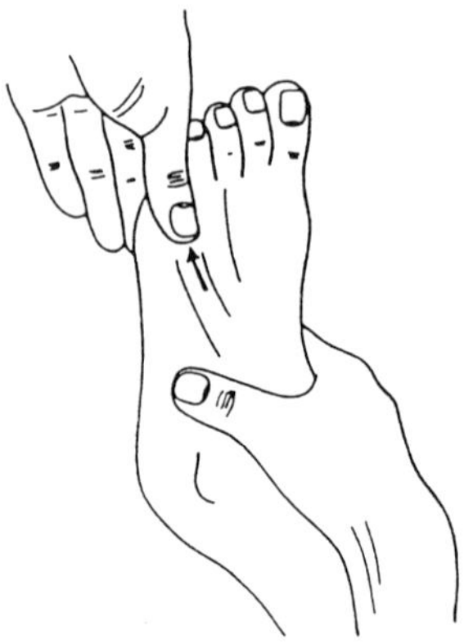

67

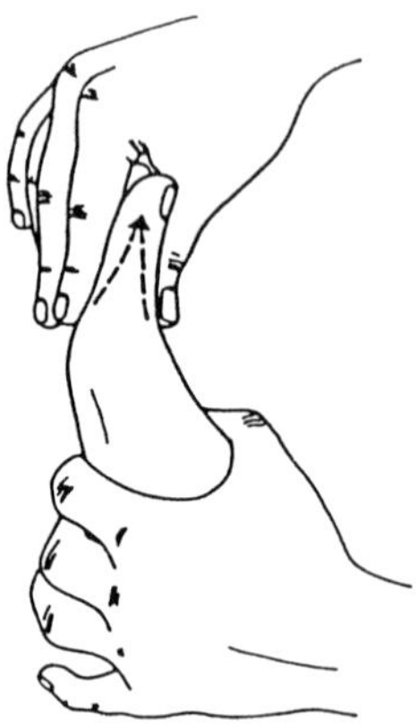

68

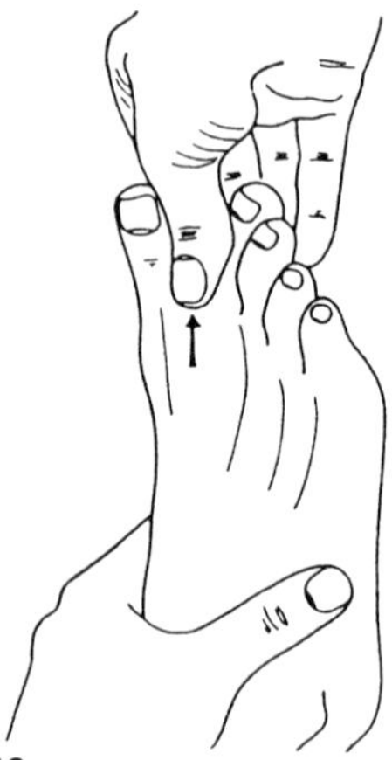

69

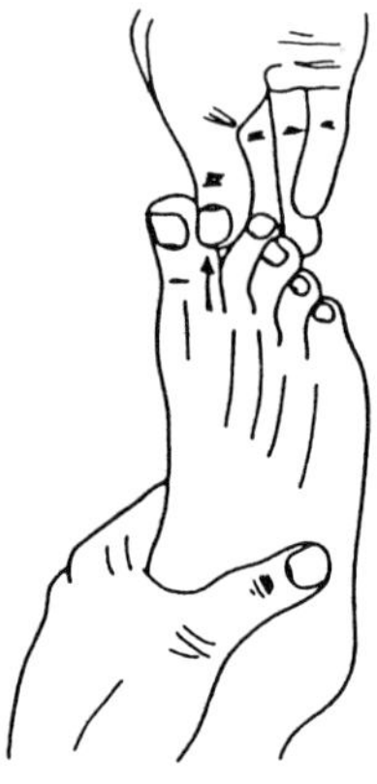

70

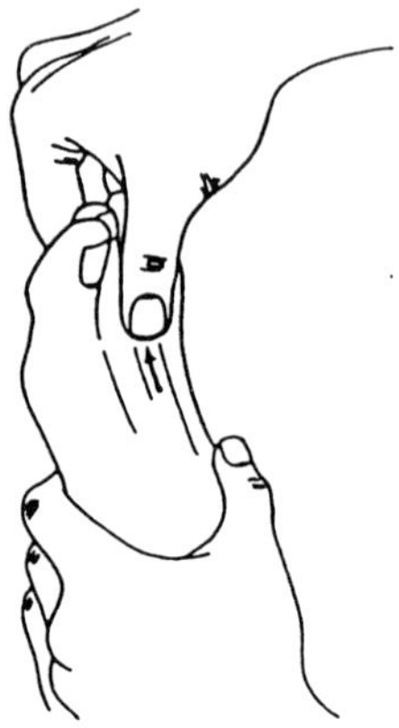

71

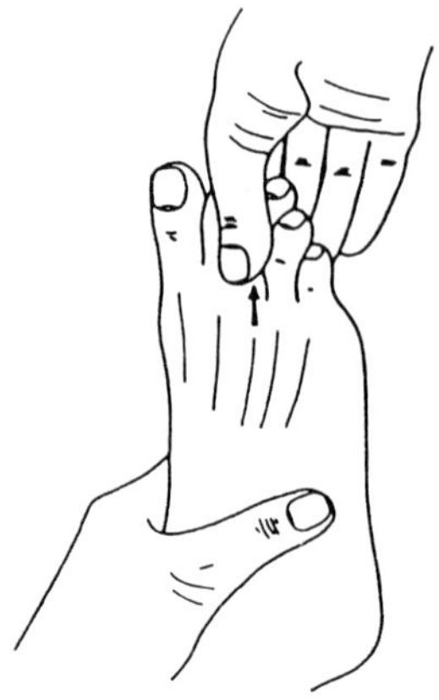

72

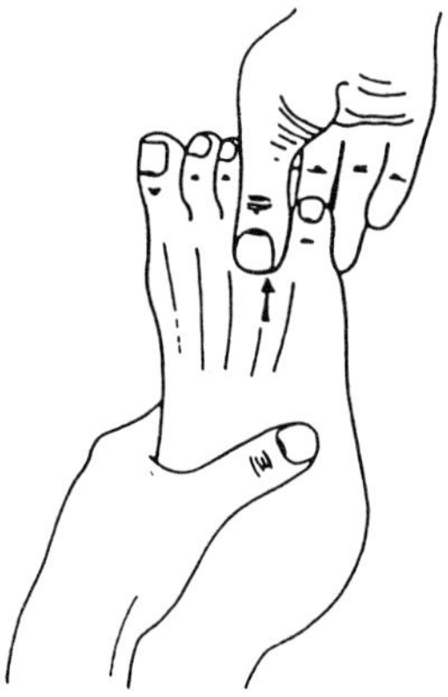

73

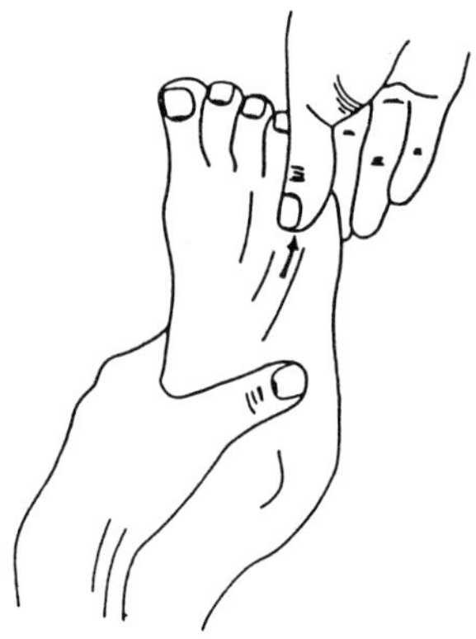

74

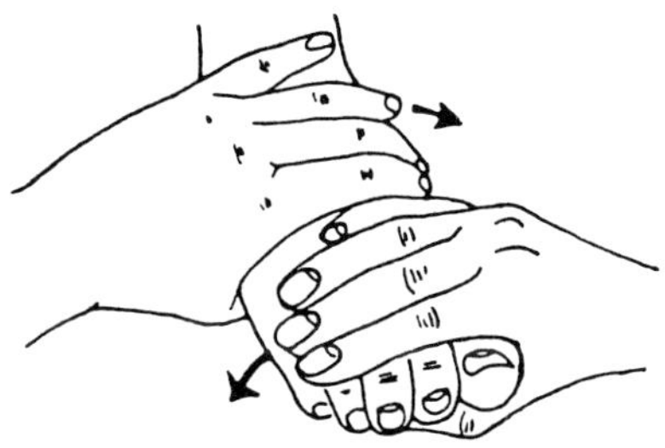

75

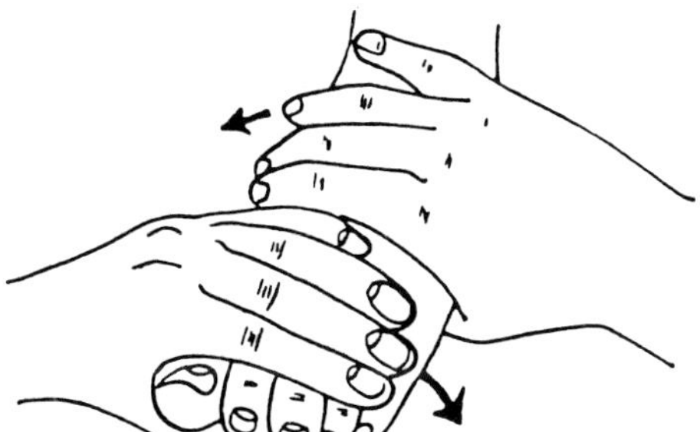

76

Schluss

Mit diesem Werk wollen die Autorinnen Profis im Gesundheitswesen und andere interessierte Leser die Welt der Gesundheit durch Reflexzonentherapie öffnen.

Durch eine in der Schweiz und in den Vereinigten Staaten erhaltene Ausbildung haben sie gelernt, wie hilfreich dieser Weg sein kann und wie sehr er die Interventionsmöglichkeiten von Pflegepersonen bereichert.

Für die Autorinnen fügt sich die Reflexzonenbehandlung vollkommen in die Perspektive holistischer Gesundheitspflege ein: Ob es sich nun darum handelt, einem Kind und seiner Familie bei der Überwindung eines Asthmaanfalls zu helfen, oder darum, durch Torticollis bedingte Schmerzen und Kopfweh zu lindern, oder einem ängstlichen Kranken einen guten Schlaf zu ermöglichen und einem erschöpften Menschen Energie und Harmonie zuzuführen: Morgen wird es Wirklichkeit sein.

Diese neue, von Marilyn Ferguson in ihrem Buch „Die sanfte Verschwörung" (Knaur Tb 4123, S. 289) so vorzüglich beschriebene Perspektive berücksichtigt alte Wege im Aufkommen dieses neuen Paradigmas von Gesundheit und Pflege.

„Das neue Paradigma der Gesundheit und der Medizin erweitert den Rahmen der alten Gegebenheiten; es schliesst die brillanten technologischen Fortschritte mit ein, während es gleichzeitig den Eingebungen in bezug auf zwischenmenschlichen Geist und Beziehungen die gebührende Bedeutung beimisst . . .

Wenn man das Adjektiv ‚ganzheitlich' in Zusammenhang mit dem Gesundheitswesen richtig benutzt, so bezieht es sich auf eine qualitätsmässig unterschiedliche Betrachtungsweise, welche die

Interaktion von Geist, Körper und Umwelt beachtet . . . Dies führt über die allopathische Auffassung der Behandlung von Krankheit und ihrer Symptome hinaus, indem versucht wird, die zugrunde liegende, das Problem verursachende Disharmonie zu beseitigen."

Die Integration „sanfter Zugänge" wie die Reflexzonentherapie in unsere Tätigkeit als Pflegende bereichert nicht nur unsere Behandlungsmöglichkeiten, sondern ist vor allem ein Offenwerden für die grosse Transformation, die auf uns zukommt; für diese neue Vision des Menschen, welche die Gesundheitspflege Ende des zwanzigsten Jahrhunderts leiten wird: Es ist die Vision des Menschen als biologische, psychologische, soziale und spirituelle Einheit in einer ihn beeinflussenden und von ihm beeinflussten Umwelt.

Zum Schluss dieses Buches wünschen die Autorinnen allen, welche diesen neuen Zugang in ihre praktische Tätigkeit einbeziehen möchten, dass ihre Fähigkeit zum Glücklichsein dadurch grösser werde. Roger Garaudy sagt nämlich so treffend:

„Glück, das ist jenes Erschaffen, jene Teilnahme an der fortwährenden Erschaffung eines menschlichen Wesens, das immer mehr ‚eins' wird, einer Welt, die immer menschlicher wird."

Anhang

Entspannungsübung

Sie lösen einengende Kleidungsstücke.

Sie werden sich um Geräusche, die vielleicht von aussen kommen, nicht mehr kümmern.

Sie schliessen Ihre Augenlider.

Sie stossen einige tiefe Seufzer aus. Dann beginnen Sie damit, Ihren Körper durchzugehen, indem Sie bei der Stirn beginnen. Sie befehlen ihr, sich zu entspannen: Ich entspanne meine Stirn, ich lockere meine Stirn. Meine Stirn ist glatt, völlig glatt, ganz glatt. Ich lockere sie vollständig, ich entspanne sie.

Dann die Lider: das obere Lid und das untere Lid. Sie beschliessen, alle Muskeln zu entspannen: völlig, ganz, vollkommen.

Dann die Nase. Ich entspanne meine Nase, ich lockere meine Nase. Ich lasse meine Nase sich lösen: völlig, ganz, vollkommen.

Dann die Kiefer. Ich entspanne meine Kiefer, ich lockere meine Kiefer. Ich lasse meine Kiefer sich völlig lösen, ganz, vollkommen.

Dann der Mund. Die Oberlippe, die Unterlippe. Das Mundinnere. Ich lasse meine Zunge sich vom Gaumen lösen und beschliesse, alle diese Muskeln zu lockern: völlig, ganz, vollkommen.

Jetzt sind meine Stirn, meine Lider, meine Nase, meine Kiefer, mein Mund entspannt. Ich mache weiter und entspanne meinen Nacken. Ich stelle mir alle diese Muskeln, die meinen Nacken bilden, vor und beschliesse, sie einen nach dem anderen zu lokkern. Ich entspanne sie, ich lockere sie. Ich lasse alle Spannungen los.

Dann die Schultern. Ich entspanne meine Schultern. Ich lockere meine Schultern. Ich lasse meine Schultern sich lösen: völlig, ganz, vollkommen. Ich lasse meine Schultern auf dem Boden ruhen. Ich lockere sie.

Dann meine Oberarme, Ellbogen, Unterarme, Handgelenke, Handrücken, Handflächen, Finger. Ich lockere alle diese Muskeln völlig. Ich lasse sie vollständig gehen. Ich lasse meine Arme auf dem Boden ruhen: völlig, ganz, vollkommen.

Dann meine Brust, mein Bauch. Ich lockere alle diese grossen Muskeln. Ich entspanne sie. Ich lasse sie los: völlig, ganz, vollkommen.

Dann meine Beine, Schenkel, Knie, Waden, Knöchel, Fussrücken, Fusssohlen, Zehen. Ich lockere all diese Muskeln vollständig. Ich entspanne sie und lasse meine Beine auf dem Boden ruhen: völlig, ganz, vollkommen.

Dann gehe ich den Rücken entlang nach oben, und ich beschliesse, den unteren Rücken zu entspannen. Ich stelle mir meine Lendenwirbelsäule vor, alle die Muskeln, die meinen Rükken bilden. Ich entspanne sie. Dann der dorsale Teil. Ich entspanne alle diese Muskeln, einen nach dem anderen. Ich lockere sie. Ich lasse sie los: völlig, ganz, vollkommen.

Dann gehe ich wieder hinauf bis zu meiner Stirn, die sich vielleicht durch diese starke Konzentration gespannt hat. Von neuem beschliesse ich, meine Stirn zu entspannen. Ich lockere sie. Ich lasse sie los: völlig, ganz, vollkommen. Meine Stirn ist glatt, ganz glatt, vollkommen glatt.

Dann mache ich einen zweiten Rundgang durch meinen Körper, diesmal allgemeiner.

Ich beschliesse, mein Gesicht zu entspannen: meine Stirn, meine Lider, meine Nase, meinen Mund, meine Kiefer. Ich lockere mein ganzes Gesicht. Ich entspanne mein Gesicht: völlig, ganz.

Dann folgt mein Nacken, meine Schultern, meine Arme. Ich lasse meinen Nacken, meine Schultern, meine Arme auf dem Boden ruhen. Ich lockere alle diese Muskeln. Ich entspanne sie vollständig.

Dann meine Brust, mein Bauch. Ich entspanne meine Brust und meinen Bauch völlig, ganz, vollkommen. Dann meine Beine. Ich lasse meine Beine auf dem Boden ruhen. Ich entspanne sie vollständig. Ich lockere sie völlig, ganz, vollkommen.

Dann gehe ich meinen Rücken hoch. Und von neuem entspanne ich meinen Rücken. Ich lockere ihn. Ich lasse alle Spannungen los, eine nach der anderen: völlig, ganz, vollkommen.

Und ich kehre zu meiner Stirn zurück. Und von neuem befehle ich meiner Stirn, sich zu entspannen. Ich lockere meine Stirn. Meine Stirn ist glatt, völlig glatt, ganz glatt, vollkommen glatt.

Und da nun mein ganzer Körper entspannt ist, beobachte ich meine Atmung. Ich atme. Es atmet in mir. Es atmet mich. Ich atme. Und mit dem Ausatmen verbinde ich die Vorstellung des Hinuntergehens, um den Entspannungszustand zu vertiefen.

Ich stelle mir Blätter vor, die sich im Wind wiegen, die ganz sacht hinuntergleiten: ganz leicht, ganz sanft.

Das Hinuntergehen der Stufen einer Treppe. Oder ich stelle mir vor, dass ich unter Wasser schwimme. Oder Schneeflocken, die ganz leicht zu Boden fallen, ganz sachte, ganz sanft.

Ich gehe hinunter. Ich gehe noch weiter hinunter. Ich gehe hinunter und lasse mich von einem wohligen Gefühl durchströmen, das ich während der Entspannung verspüre.

Ich werde mir meiner Fähigkeit bewusst, die Reaktionen meines Körpers zu ändern, indem ich meine Gedanken ändere. Ein Augenblick des Innehaltens, um ganz von dieser Erfahrung durchdrungen zu werden.

Wenn Sie den Zustand der Entspannung verlassen möchten, dann atmen Sie einfach kräftig durch, bewegen ganz leicht die Fussspitzen, die Fingerspitzen und strecken sich wie morgens beim Erwachen.

Bibliographie

1. ANDERSON, M. Color healing. New York: Weiser, 1979.
2. AURIOL. B. Introduction aux méthodes de relaxation. Toulouse: Privat, 1977.
3. BAILY, D. Réflexologie. Besançon: Lanterne, 1983.
4. BENDIX, G. Press point therapy. New York: Avon, 1976.
5. BERGSON, A., TUCHAK, V. Zone therapy. Los Angeles: Pinnacle, 1974.
6. BERKSON, D. The foot book. New York: Barnes and Noble Books, 1977.
7. BRESSLER, H. B. Zone therapy. Richmond, Va.: Williams, 1955.
8. BRYANT, I. Foot reflexology. Phoenix: O'Sullivan Woodside, 1981.
9. CABROL, C. Anatomie: l'appareil locomoteur. Paris: Flammarion, 1978.
10. CARTER, M. Hand reflexology. West Nyack, N. Y.: Parker, 1975.
11. CARTER, M. Helping yourself with foot reflexology. West Nyack, N. Y.: Parker, 1969.
12. COUE, E. Œuvres complètes. Paris: Astra, 1976.
13. DUBOS, R. Chercher. Paris: Stock, 1979.
14. FALLER, A. Der Körper des Menschen. Stuttgart: Thieme, 1988.
15. FERGUSON, M. Die sanfte Verschwörung. München: Droemer Knaur, 1984.
16. FITZGERALD, W. M., BOWERS, E. Zone therapy. Mokelumne Hill, Calif.: Health Research, 1981 (Reproduced from an original document of 1917).
17. FRANKL, V. E. Die Sinnfrage in der Psychotherapie. München: Piper, 1985.
18. GAWAIN, S. Stell Dir vor – kreativ visualisieren. Basel: Sphinx Medien Verlag, 1988.
19. GORDON, R. La polarité. Annemasse: Helios, 1978.
20. INGHAM, E. D. Geschichten, die die Füsse erzählen können. München: Drei Eichen, 1986.
21. INGHAM, E. Stories feet have told thru reflexology. St. Petersburg, Fla.: Ingham, 1951.
22. MILLER, J. Coping with chronic illness. Philadelphia: F. A. Davids, 1983.
23. NEWMAN, M. Theory development in nursing. Philadelphia: F. A. Davis, 1979.
24. NOGIER, P. L'homme dans l'oreille, Paris: Maisonneuve, 1979.
25. RILEY, S. J. Zone reflexology Mokelumne Hill, Calif: Health Research, 1942.
26. Savoir masser les pieds. Chêne-Bourg: Soleil Diffusion, 1982.
27. SEGAL, M. Reflexology. N. Hollywood: Wilshire, 1979.
28. SORENSEN, K., LUCKMANN, J. Medical – surgical nursing. Philadelphia: W. B. Saunders, 1974.
29. TRAVIS, J. W. Wellness workbook. Mill Valley, Calif.: Wellness Research Center, 1977.